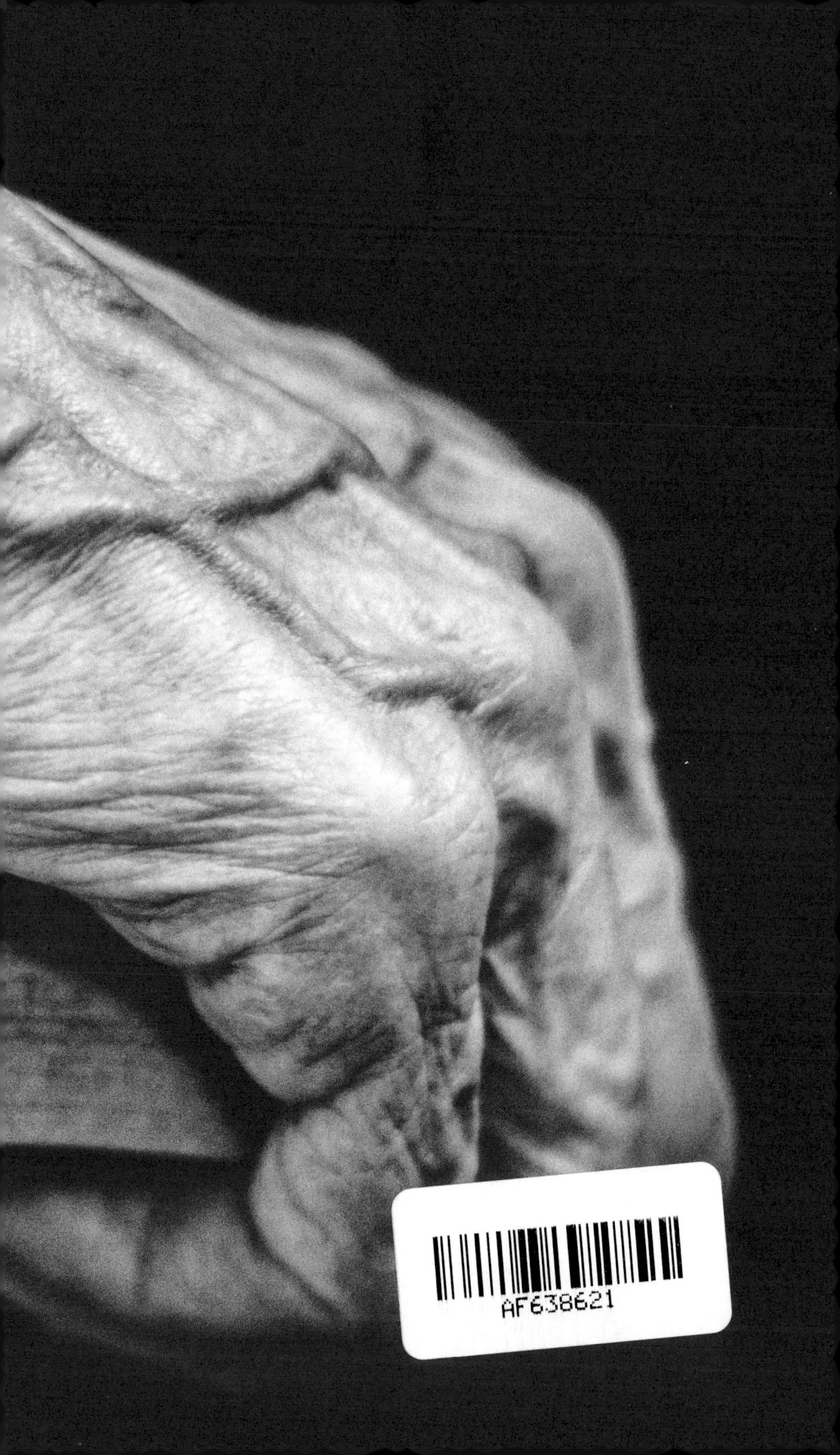

HILDEGARD NACHUM

Mit Unterstützung von Ulrike Zika

Die Weisheit der Demenz

Wegweiser zum würdevollen Umgang mit desorientierten Menschen

Mit Fotos von Mario Sornig

KNEIPP
VERLAG WIEN

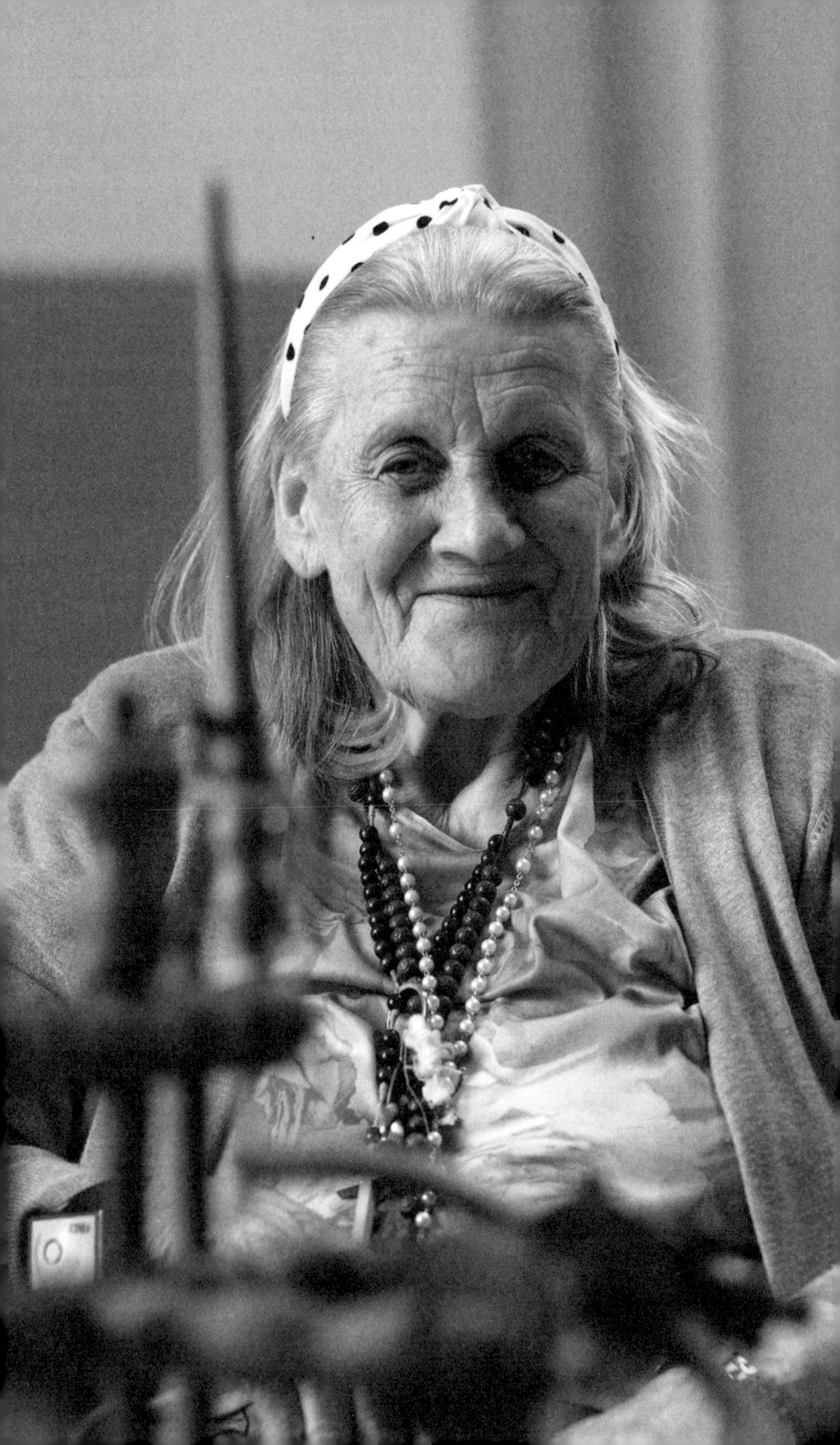

Inhalt

Vorwort von Naomi Feil

Ich schreibe diese Worte mit großer Dankbarkeit, liebe Hildegard. Denn dein Buch trägt dazu bei, dass immer mehr Pflegende und Familienangehörige die Prinzipien und Techniken der Validation kennenlernen und Empathie gegenüber alten Menschen wie mir entwickeln. Mit 89 Jahren sehne ich mich danach, verstanden zu werden. Dein Wissen und deine Erfahrungen in der Validation helfen dabei sehr. Du hast so vielen jungen Pflegerinnen und Pflegern beigebracht, alten Menschen mit Respekt zu begegnen. Du hast Betreuerinnen und Betreuer rund um die Welt dabei unterstützt, mit demenziell veränderten Menschen zu kommunizieren. Du hast ihnen gezeigt, dass Gedächtnisschwund keine Krankheit ist, die man mit Medikamenten heilen kann, sondern zum Altwerden dazugehört. Wenn unsere Hirnzellen im Alter abnehmen und wir unser Kurzzeitgedächtnis verlieren, können Betreuende unser Langzeitgedächtnis stimulieren, um mit uns in Kontakt zu treten. Dein Buch hilft Menschen wie mir, sich im Alter geliebt und respektiert zu fühlen. Dafür möchte ich dir danken. Hör nicht auf zu schreiben.

Kontaktaufnahme mit der Welt der Demenz

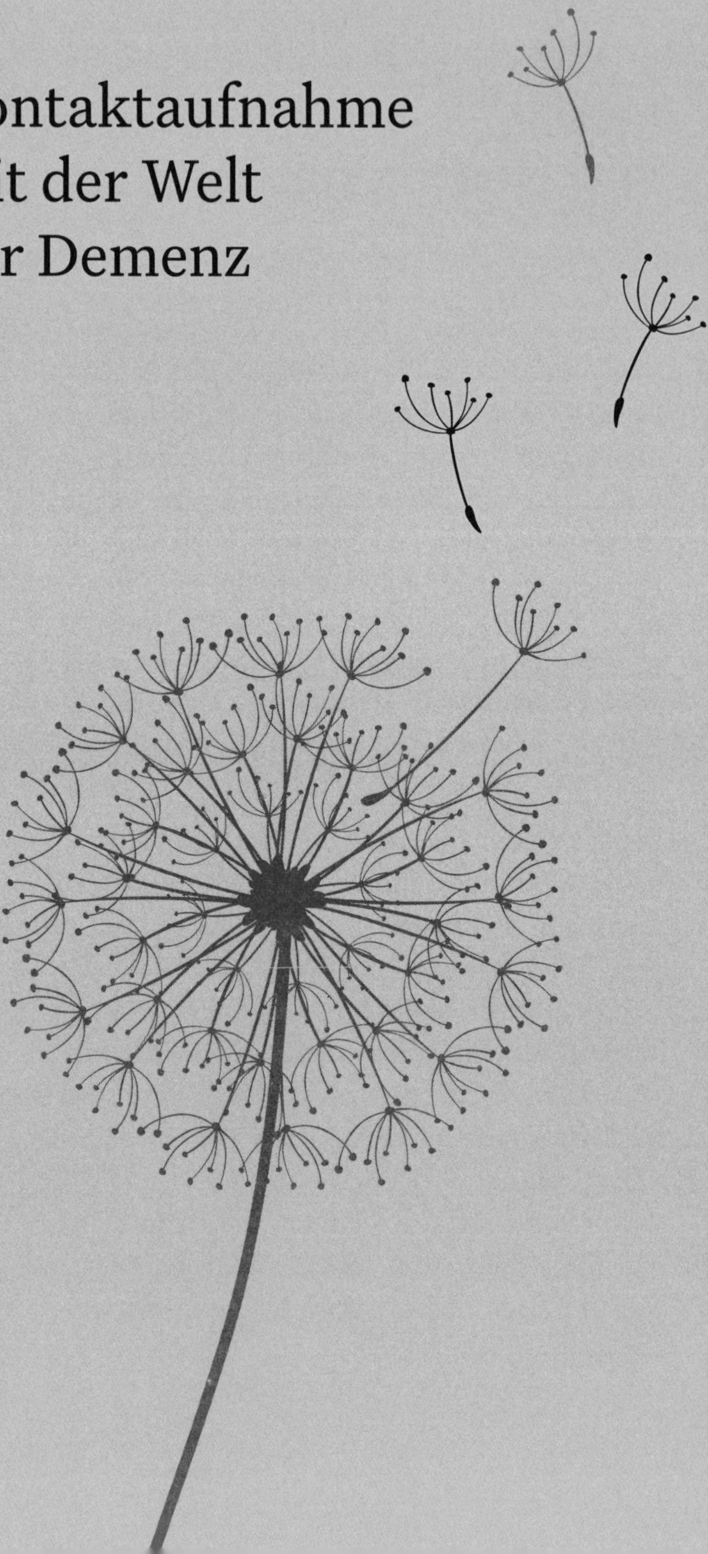

MEINE PERSÖNLICHE REISE ZU DEMENZIELL VERÄNDERTEN MENSCHEN

Oft werde ich gefragt, ob ich Angst habe, dement zu werden. Ja, ich habe panische Angst. Aber nicht vorrangig vor einer dementen Veränderung. Meine größere Angst ist vielmehr, dass niemand anderer das Land kennt und versteht, in dem ich mich dann befinden werde.

Ich bin ein reiselustiger Mensch, liebe es, mir unbekannte Länder zu entdecken. Aus meiner Sicht kann diese Veränderung – auch – eine Reise in eine neue Welt sein. Alles wird fremd für mich sein und wahrscheinlich auch oft bedrohlich und beängstigend. Doch wenn eine freundliche Reisebegleitung an meiner Seite ist, die die Landkarte in dieser mir so fremden Welt lesen kann, eine Freundin, die mich behutsam an der Hand hält, wenn ich nicht weiß, wer ich bin, dann kann dieser Weg auch eine fantastische Reise werden, die am Ende meines Lebens noch ein Gleichgewicht herstellt, überall dort, wo in mir keines herrscht.

Der erste Mensch, dem ich in dieser mir damals noch so unbekannten Welt begegnete, hieß Amalia. Ich lernte sie in jenem Seniorenheim kennen, in dem ich vor 17 Jahren arbeitete. Sie war 92 Jahre alt, eine zierliche Dame, die ohne Lippenstift auf ihren Lippen nie ihr Zimmer verließ. Immer tadellos gekleidet, mit Seidenbluse und Faltenrock. Eines Tages kam ich in ihr Zimmer. Amalia saß auf ihrem Sofa und kramte verzweifelt in einer schwarzen Handtasche. Sie sah mich an und fragte mich mit einer weinerlichen Stimme: „Schwester, kommt mein Vater heute noch?“

Was sollte ich ihr sagen? Die Wahrheit? Dass ihr Vater schon lange tot sei. Eine Lüge? „Ja, ja, ihr Vater wird gleich da sein, er sucht noch einen Parkplatz.“ Ablenkung? „Kommen Sie, jetzt gibt es einen Kaffee und einen Mohnstrudel.“

Ich erinnere mich an meine Reaktion: Ich schwieg.

Dieses Erlebnis war für mich der Anfang einer Reise in eine Welt, die mir unbekannt war, die mich ängstigte und die ich nicht verstand. Ich begab mich auf die Suche nach neuen Möglichkeiten, um die Sprache des alten, desorientierten Menschen zu lernen. Und ich fand dabei die Validation nach Naomi Feil. Oder sie fand mich. Validation ist sowohl eine Kommunikationsmethode als auch eine Grundhaltung gegenüber alten Menschen, die das Zusammenleben mit ihnen erleichtert, wenn sie eine andere Sprache zu ihrer gemacht haben oder sogar bereits verstummt sind. Ich wünschte mir so sehr, diese Menschen zu verstehen. Ein Anspruch, dem ich selbst heute manchmal immer noch nicht vollständig gerecht werde. Dabei musste ich lernen, mich selbst loszulassen: meine Ansprüche, meinen Eifer, mein „Das muss doch funktionieren!". Diese für mich neue Methode forderte etwas ganz Wesentliches ein: Demut und Geduld und Achtung vor dem Neuen und Unbekannten.

Wir Kopfmenschen wollen verstehen und begreifen, wir suchen nach Erklärungen und scheitern oft dabei. Nach den vielen Jahren Erfahrung mit desorientierten und demenziell veränderten Menschen möchte ich Sie ermutigen: Vertrauen Sie auf sich selbst, horchen Sie in sich hinein und trauen Sie Ihren Gefühlen. Wenn wir Herausforderungen ausschließlich mit Logik und Hirn zu lösen versuchen, verstricken wir uns in unsere Synapsen und Dendriten und verlernen, tiefer hinzuhorchen und auf einer emotionalen Ebene wahrzunehmen und zu verstehen und vom anderen, vom weisen, alten Menschen zu lernen.

So packte ich meinen Lernrucksack mit Energie und Motivation und glaubte, in einer achtmonatigen Ausbildung die Sprache des alten Menschen lernen zu können. Sie ahnen es vielleicht bereits: Es sollte – vorerst – nicht funktionieren. Ich hatte zwar mit der Veränderung meiner Sichtweisen begonnen, doch waren die Begegnungen mit den alten Menschen, ihre Worte und Tränen für mich immer noch weitgehend unverständlich. Alles, was wir neu erlernen und erfahren, braucht Zeit. Wir haben einen bestimmten Weg erlernt, wie wir kommunizieren, wie wir fragen und antworten. Diesen bekannten und ausgetretenen Pfad zu verlassen, ist oft nicht so einfach. Wir kommunizieren oft automatisch, ohne zu denken und uns bewusst zu überlegen, was wir wie als Nächstes sagen werden. Validation als neue Kommunikationsmethode fordert aber von uns, diese ausgetretenen, sicheren Wege zu verlassen und uns eine neue Strecke zu suchen. Das ist ein Abenteuer – bedarf aber auch Mut und der Entscheidung, sich auf dieses Abenteuer einzulassen.

Selbst nach dem Abschluss meiner Prüfung verstand ich die Sprache des alten, desorientierten Menschen, der in seiner Aufarbeitung war, noch immer nicht wirklich. Ich stellte entweder zu viele Fragen oder nicht die passenden. Der „Erfolg", den ich erwartete, blieb aus. Welche Ziele wollte ich mit meiner Ausbildung eigentlich erreichen und welchen Erfolg glaubte ich, erzielen zu können? Zu diesem Zeitpunkt sah ich Erfolg im messbaren und nicht im spürbaren Bereich. Ich glaubte, den alten Menschen durch meine andere Art von seinem Suchen, von seinem Leid erlösen zu können. Ein Ansatz, der nichts mit den Validationszielen zu tun hatte, wie ich heute weiß. Er ist vielmehr eine ich-bezogene Kalkulation, die die tieferen Bedürfnisse des Du zu wenig sieht. Ich kann nur allen raten, die sich auf diesen Weg machen: Geben Sie nicht zu schnell auf und haben Sie Geduld mit sich selbst. Damit aus dem Validationssamen eine ansehnliche Pflanze wird, müssen Sie das Blümchen liebevoll umsorgen.

Ziel der Validation ist es, demenziell veränderten Menschen Räume zu öffnen.

Erfolg in der Validation hat nichts damit zu tun, dass die Menschen ruhiger werden oder aufhören zu weinen. Es gibt eigentlich keinen Erfolg im klassischen Sinn. Das Hauptziel in der Begegnung mit demenziell veränderten Menschen ist es, Räume zu öffnen, in die diese Menschen, wenn sie das möchten, eintreten können. Wir können diesen Menschen nur die Türen aufhalten.

Kurz nach dem Abschluss meiner Ausbildung war ich die einzige Validationsanwenderin im Seniorenheim, in dem ich damals arbeitete. Ich erinnere mich an eine

Situation: Ein verzweifelter alter Mann wollte nach Hause gehen und suchte den Ausgang. Die Kolleginnen riefen mich, in der Annahme, dass jetzt die neue „Superwoman" der Validation die heikle Lage in den Griff bekommen würde. Ich setzte mich zu diesem alten Mann, der sehnsüchtig Richtung Ausgangstür schaute, und versuchte verzweifelt, mein Gelerntes zu aktivieren. Zwei Verzweifelte saßen einander gegenüber und aus meiner Unsicherheit heraus schwieg ich und schaute ihm tief in die Augen. Er begann zu weinen. Damals sahen meine Kolleginnen, die mich beobachteten, ebenso wie ich diese Tränen als Versagen. Er sollte doch lächeln und nicht weinen! Jetzt, nach vielen Jahren Erfahrung, beurteile ich diese Tränen anders als damals: Endlich durfte seine Emotion der Traurigkeit an die Oberfläche gelangen. Es gibt in den Begegnungen mit dem alten Menschen keinen Erfolg und keine Niederlage, sondern nur ein Zulassen und Akzeptieren.

Vieles verstehe ich heute noch immer nicht vollständig, aber ich habe gelernt, Begleiterin für jene Menschen zu sein, die eine neue Heimat in einer eigenen Welt finden. Seit 17 Jahren fasziniert mich diese neue, eigene Welt der demenziell veränderten Menschen. Viel durfte ich bei diesen Begleitungen lernen. Eines ist für mich immer sichtbarer geworden: Das Gestern ist das Heute vom Morgen.

Es geht in der Begegnung mit alten Menschen um Zulassen und Akzeptieren.

In den nächsten Jahren vertiefte ich mein Wissen durch verschiedene Ausbildungen und eine intensive Praxis des Lernens in der täglichen Arbeit. Validation nach Naomi Feil ist die Basis meiner Arbeit geblieben. Heute kombiniere ich sie mit weiteren Erkenntnissen und Methoden von namhaften Pflegeexpertinnen und -experten und meiner eigenen Lebens- und Berufserfahrung. Der alte Mensch selbst war und ist dabei stets mein wichtigster Lehrmeister geblieben. Erst als ich zu spüren begann, was in meinem Gegenüber vorging, setzte ein echter Wandel in mir ein. Auch ich machte eine Reise, eine Reise von meinem Gehirn zu meinem emotionalen Zentrum. Langsam erlebte ich mich in einer anderen Rolle als zuvor. Nicht die kognitive, bestimmende und führende Hildegard, sondern die staunende und fühlende. Meine Begegnungen waren nun nicht „nur“ eine andere Kommunikation, sondern eine Komposition aus verschiedenen Ebenen. Das tiefe Eintauchen in die Zeitgeschichte, das Erkunden bewegter und bewegender Biografien in der vordersten Reihe, hilfreiche Kommunikationstechniken und die Arbeit mit biografischer Musik halfen mir schließlich, die Grenzen in eine andere Welt zu überspringen und sicher auf der anderen Seite zu landen. Plötzlich konnte ich Nichtverständliches akzeptieren und annehmen und das Nichtwissen behinderte nicht länger meinen emotionalen Zugang zu den Menschen.

Dieses Buch richtet sich an alle, die lernen wollen, die Landkarte der Menschen, die in einer kognitiven Veränderung sind, besser zu lesen, um sich in ihrer Welt besser zurechtzufinden. Wir alle verändern uns im Alter, sei es durch hirnorganische Wandlungen oder durch psychische Traumata unseres gelebten Lebens, mit denen wir nicht fertigwerden. Jeder und jede reist in ein anderes Land und jeder und jede benötigt dabei eine Landkarte. Und irgendwann brauchen wir jemanden an unserer Seite, der diese Landkarte für uns liest, wenn wir es selbst nicht mehr können.

Meine Begegnungen sollen Ihnen, die Sie aus beruflichem oder privatem Anlass mit Demenz in Kontakt getreten sind, zeigen, dass Ihre Geschichte schon so oft gelebt worden ist. Auf den folgenden Seiten werde ich Ihnen meine Erfahrungen, die ich auf meinen Reisen erleben durfte, erzählen. In einigen Reiseberichten werden Sie sich vielleicht selbst mit Ihren Angehörigen und Ihren zu betreuenden Personen wiederentdecken. Mit meinen Geschichten möchte ich nicht belehren, sondern Ihnen Wege zeigen, wie Sie sich die Poesie und Weisheit dieser alten Menschen erschließen können. Laden Sie diese Menschen mit ihren Weisheiten zu sich nach Hause ein und lauschen Sie, was sie zu berichten haben.

Dieses Buch ist keine Rezeptsammlung. Erwarten Sie keine punktuelle Aufzählung von Techniken, die Sie dann eins zu eins übernehmen können. Jeder Mensch ist einzigartig und anders. Eines können Sie beim Lesen aber erwarten: das Eintauchen in eine andere Welt, das Erfühlen von Seelengeschichten, das Staunen vor diesen unverfälschten Botschaften.

Ich hoffe, dass ich Sie in diesem Dschungel von Gefühlen und Erlebtem begleiten darf und Ihnen eine andere Welt zeigen kann, die einmal vielleicht auch unsere eigene werden wird. Nehmen Sie dieses Buch ohne große Ansprüche an. Auch das habe ich in diesen Stelldicheins mit den alten Menschen gelernt: den Menschen ohne Erwartungshaltung, aber mit Haltung zu begegnen.

DEMENZ IM VORMARSCH

In den letzten Jahrzehnten ließ sich ein Naturereignis beobachten, das sich gesellschaftspolitisch zu einer Naturkatastrophe entwickeln kann: die Demenz. Dieser Tsunami ist nicht aufzuhalten, wie es scheint. Den Bemühungen der medizinischen Forschung zum Trotz ist der derzeitige Stand der Wissenschaft: Demenz ist nicht heilbar. Bis jetzt sind alle Versuche, diese „Epidemie des Jahrtausends" durch medikamentöse Behandlung zu heilen, gescheitert. Durch die Einnahme gewisser Antidementiva kann der Verlauf um ungefähr ein Jahr hinausgezögert werden. Diese Medikamente sollen geistige Defizite ausgleichen und dem chemischen Ungleichgewicht, das durch eine demenzielle Erkrankung entsteht, entgegenwirken. Die Nebenwirkungen dieser Antidementiva sind Verstopfung, Sturzgefahr, Stimmungsschwankungen, Appetitlosigkeit und Schlafstörungen. Und auch die Nebenwirkungen werden meist wieder medikamentös behandelt.

Die Suchmaschine Google spuckt beim Suchbegriff „Demenz" binnen Sekundenbruchteilen über 32 Millionen Treffer aus. Es gibt zwischen 70 und 130 verschiedene Demenzformen. So viele Formen der Zerstörung, mit unterschiedlichen Anfangsphasen. Bei einer Demenzart wird zuerst die Persönlichkeit in Mitleidenschaft gezogen und erst dann die kognitive Ebene, eine andere verursacht visuelle und akustische Halluzinationen. Alle finden jedoch dasselbe Ende: Die Person verliert sich immer mehr.

Die häufigste Form der Demenz ist die Alzheimer-Demenz. Rund 70 Prozent der Demenzformen fallen in diese Kategorie. Manche definieren sie als Zivilisationskrankheit: ein Tribut für den Überfluss in der Ernährung und eine Folge unseres stressigen Lebensstils. Der Arzt und Molekularbiologe Michael Nehls sieht die Entstehung dieser hirnorganischen Veränderung in der starken Diskrepanz zwischen unseren Bedürfnissen und unserer Lebensweise. Die Wissenschaft ist sich einig, dass die Alzheimer-Erkrankung zwar nicht heilbar ist, aber mit einer gesunden Lebensweise hinausgezögert werden kann. Neben Ernährung spielt Stress als ein Beschleuniger eine wesentliche Rolle. Wenn sich das Gedächtnis und das Orientierungsvermögen jedoch bereits merkbar und schnell zu verlangsamen beginnen, ist es für eine erfolgreiche Therapie bereits zu spät. Oft zeigen sich die ersten Defizite im kognitiven Bereich, vor allem in Denk- und Erinnerungsprozessen, erst nach drei bis vier Jahrzehnten, da das Gehirn zerstörte Fähigkeiten in anderen Arealen sehr lange kompensieren kann. Die Alzheimer-Erkrankung kann also 15 bis 30 Jahre vor ihrem Ausbruch still und heimlich bereits ihren Anfang nehmen. Wie ein ungebetener Gast, der sich in uns einlogiert und uns auch nicht mehr verlassen wird. Nach aktuellen Forschungsergebnissen quartiert er sich zuerst in einem kleinen Randbereich des Schläfenlappens ein. Dort verweilt er und zerstört diesen Bereich. Danach setzt er sein Werk Richtung Hippocampus fort und schädigt dort das Kurzzeitgedächtnis. Anschließend geht seine zerstörerische Reise weiter in das Zentrum der Gefühle und des emotionalen Gedächtnisses, zur Amygdala. Er beendet seinen zerstörerischen Besuch schließlich im Bereich des Langzeitgedächtnisses.

Der Mensch, in dessen Leben der grausame Gast Einzug gehalten hat, spürt als Erstes selbst, dass er kognitive

Schwächen hat, und beginnt meist, diese zu verleugnen und zu verstecken. Sie können sich sicherlich vorstellen, welche Anstrengung und welcher Stress damit einhergehen können. Korrigieren Sie deswegen bitte nie den alten Menschen und weisen Sie ihn nicht zurecht. Ein demenziell veränderter Mensch braucht einfühlsame Unterstützung und keine Zurechtweisung.

Oft können Veränderungen im Gesundheitszustand bereits Warnsignale sein, die eine Alzheimer-Krankheit anzeigen. Dazu gehören Schlafstörungen, depressive Phasen, sprachliche Einbußen und verändertes Schmerzverhalten. Wenn sich weitere Beeinträchtigungen wie Bewegungseinschränkungen, Wahn- und Angstzustände oder Verlust der Orientierung manifestieren, wird das Rad der Alzheimer-Diagnostik und der medikamentösen Therapie gedreht. Ab diesem Zeitpunkt ist die Krankheit nicht mehr zu stoppen, der Erlebensweg dauert bei dieser Demenzform in der Regel zwischen sieben und zehn Jahre. An einer Demenz kann man nicht sterben, sondern man stirbt mit einer Demenz. Todesursache ist oft eine Pneumonie oder andere Infektionserkrankungen bei geschwächtem Immunsystem.

Stellen Sie den Menschen in den Mittelpunkt, nicht die demenzielle Veränderung.

All die Zahlen lassen jedoch häufig eines vergessen: Es stehen immer Menschen mit ihren Lebensgeschichten hinter diesen Statistiken. In diesem Buch wird es daher um den Menschen gehen, egal welche Demenzform diagnostiziert wurde. Bitte stellen Sie immer den Menschen in den Mittelpunkt und nicht die demenzielle Veränderung. Denn der Mensch bleibt immer Mensch, er besteht nicht nur aus Gehirn, sondern auch aus Emotionen, Erfahrungen und intuitivem Wissen.

Betreuung ist weitgehend Familien- und Frauensache

Die Diagnose Demenz ist kein Einzelbefund, sondern sie (be-)trifft die ganze Familie und in späterer Folge oft auch öffentliche und private Pflegeeinrichtungen. Menschen mit Demenz müssen meist rund um die Uhr, das ganze Jahr und meist über eine längere Zeit betreut und gepflegt werden. Die Bezeichnung 24/7 hat sich dafür in der Zwischenzeit etabliert. Diese Form der Betreuung führt oft zu psychischer und physischer Überlastung der Betreuungspersonen, sei es im beruflichen oder im privaten Umfeld – auch dafür brauchen wir Antworten und gemeinsame Lösungen. Die in diesem Buch vorgestellten Wege und Anregungen wollen zu einer gemeinsamen Bewältigung dieser gesellschaftlichen Mammutaufgabe beitragen.

Die Pflege und Betreuung von Menschen, die an einer Demenz erkrankt sind, scheint noch immer vorrangig Familiensache zu sein. Zeitgeschichtlich gesehen ist das erklärbar: Der Begriff „Ausgedinge" ist am Lande ein gängiges Wort. Die Altbauern ließen früher bestimmte Regelungen notariell festlegen, die eine Art Altersvorsorge waren: Wohnhaus, Nahrungsversorgung, Taschengeld, Heizmaterial und die Pflege bei Krankheit und im Alter. Diese Altersvorsorge wurde vorrangig von den Töchtern und Schwiegertöchtern sowie den unverheirateten Frauen am Hof gewährleistet. 80 Prozent der Pflege findet auch heute noch zu Hause statt – und sie wird vorrangig immer noch von Frauen verrichtet. Es scheint, als habe die Gleichberechtigung vor der häuslichen Betreuung haltgemacht. Einen interessanten Aspekt zeigen einige Studien: Oft muss die häusliche Pflegeperson selbst irgendwann gepflegt werden, wenn nämlich der jahrelange Stress und die enorme Belastung durch den Tod des Gepflegten oder die Unterbringung in einem Heim entfallen. Dann fordern Körper und Geist manchmal ihren Tribut und lassen die Pflegeperson selbst zum Pflegefall werden.

Die Betreuung von Menschen mit Demenz hat viele Gesichter. Am Beginn, in den eigenen vier Wänden, benötigen die Betroffenen noch eine leichte Unterstützung, etwa beim Einkauf oder bei der Einnahme ihrer Medikamente. In dieser Phase können die alten Menschen auch ihren Alltag noch fast allein meistern. Die geistigen Fähigkeiten werden im Laufe der demenziellen Veränderung jedoch abnehmen. Der durchschnittliche Krankheitsverlauf kann neun bis zehn Jahre dauern, wobei der Verlauf in den ersten drei Jahren eher leicht ist, in den folgenden drei bis vier Jahren mittelschwer und in den letzten Jahren ein schwerer Entwicklungsverlauf zu verzeichnen ist. Planen Sie daher nicht zu langfristig, konzentrieren Sie sich in den Begegnungen mit dem alten Menschen auf das Heute und das Morgen.

IN DER PRAXIS

— Geben Sie sich und Ihrem Angehörigen Sicherheit, indem Sie sich über das Krankheitsbild erkundigen und in Austauschgruppen Menschen begegnen, die in derselben Situation sind.

Einfach alt oder dement?

Da geht man von der Küche in den Abstellraum, steht vor den Regalen und fragt sich, was man eigentlich holen wollte: War es das Mehl, das Öl oder doch etwas anderes? Legt man dann den Weg wieder in die Küche zurück, wird das Rätsel entwirrt: Es waren die Semmelbrösel! Sind diese Ausfallserscheinungen Anzeichen einer Demenz? Keine Sorge, man nennt dies Interferenz. Auf dem Weg zum Abstellraum schwirren andere Gedanken durch den Kopf: die Freundin zum Geburtstag anrufen, die Wäsche aufhängen, mit dem Hund eine Runde spazieren gehen. Es kommt dabei zu einer Überlappung der Informationen, einer Störung. Ich stelle es mir bildlich vor wie verschiedene Radiofrequenzen, die sich gegenseitig stören.

Gelegentliche Vergesslichkeit schützt unsere Computerzentrale Gehirn vor Überlastung. Oder erinnern Sie sich auf Anhieb, welche Urlaubsdestinationen Sie in den letzten 20 Jahren angepeilt haben? Können Sie sagen, was Sie vor fünf Jahren an Ihrem Geburtstag gemacht haben (außer es war ein runder)? Unser Gedächtnis reinigt sich selbst, indem es Informationen filtert, Wichtiges (was immer das sein mag) speichert und Unwichtiges löscht.

Jeder von uns verlegt mal die Autoschlüssel oder sucht die Brille, während sie auf der Nase sitzt. Auch fällt uns vielleicht mal der Name der Bekannten, die wir auf der Straße treffen, nicht ein. Und manchmal passiert es uns sogar, dass wir einen Termin übersehen. Aus diesen und anderen schusseligen Unachtsamkeiten können peinliche und äußerst unangenehme Situationen entstehen und manchmal werden wir sogar zur Zielscheibe spöttischer Bemerkungen. Aber solche Situationen sind nur Vergesslichkeit und in der Regel noch kein Zeichen dafür, dass Herr oder Frau Alzheimer an unsere Tür klopft. Ein signifikanter Unterschied zwischen „normalem“ und pathologischem Vergessen ist einfach erklärt: Bei einem alters- oder stressbedingten Vergessen tauchen Inhalte wieder auf. Bei Alzheimer oder einer anderen Demenzform bleibt der Inhalt, nach dem man krampfhaft sucht, verschwunden. Doch die Übergänge von einem kognitiv „normalen“ Zustand zu einer eindeutigen Demenz-Diagnose können fließend sein – nicht zuletzt deshalb, weil wir selbst mit nachweisbaren Anzeichen von Demenz im Gehirn kognitiv immer noch hoch kompetent sein können.

Der Übergang vom kognitiv „normalen“ Zustand zur Demenz kann fließend sein.

Würde man alle Nervenfasern im menschlichen Gehirn aneinanderreihen, ergäbe sich eine Strecke von der Erde bis zum Mond. Unser Gehirn beherbergt über 100 Milliarden Nervenzellen. Doch ab dem 25. Lebensjahr sterben jeden Tag zwischen 1000 und 10 000 Zellen ab. Das klingt nicht sehr erbaulich und man könnte annehmen, dass damit vorprogrammiert ist, dass wir mit den Jahren immer dümmer werden. Doch die moderne Neurowissenschaft hat diesbezüglich zwischenzeitlich hoffnungsfrohe Entdeckungen gemacht. Heute weiß man, dass das Gehirn plastisch und lebenslanges Lernen trotz des altersbedingten Abbauprozesses bis zu unserem letzten Atemzug möglich ist. Besonders eindrucksvolle Ergebnisse konnte die sogenannte Nonnenstudie liefern. Diese Studie untersuchte ab Mitte der 1980er-Jahre fast 700 amerikanische Ordensschwestern im Alter zwischen 76 und 100 Jahren über einen Zeitraum von über 15 Jahren. Mehrmals am Tag wurden neurologische Tests durchgeführt und die Nonnen verpflichteten sich, ihr Gehirn nach ihrem Tod der Wissenschaft für Forschungen zur Verfügung zu stellen. Diese Studie ist einzigartig – aufgrund ihrer langen Dauer und aufgrund der untersuchten Menschen. Die Nonnen lebten alle in einem sehr ähnlichen Umfeld und hatten ähnliche Ernährungsgewohnheiten. Sie waren geistig sehr rege und aktiv im Leben verwurzelt. So unterrichteten manche Klosterschwestern bis ins hohe Alter von 100 Jahren. Die Überraschung war groß, als die Forschenden die Gehirne der verstorbenen Schwestern untersuchten. Von der Dichte und Anzahl der Ablagerungen her waren dies eindeutige „Alzheimer-Gehirne". Und zwar sogar die Gehirne jener Nonnen, die bei den neurologischen Tests mit den höchsten Punkten abschnitten und als geistig besonders rege galten. Der renommierte Hirnforscher Dr. Gerald Hüther zieht aus dieser Studie den Schluss, dass der Abbau der geistigen Fähigkeiten kompensiert werden kann. Es können neue Nervenenden entstehen und neue Verbindungen geschaffen werden, in denen der Informationsaustausch stattfindet, sodass bereits bestehende Brücken untereinander gestärkt werden. Voraussetzung dafür ist, dass ich mein Rundherum verstehe, dass ich mein Leben mitgestalten und dass ich meinem Tun einen Sinn geben kann. Dieses Kohärenzgefühl ermöglicht eine Grundeinstellung, die das Leben als sinnvoll und lebenswert erachtet, auch wenn man manchmal das Gleichgewicht verliert.

Die Nonnenstudie zeigt deutlich: Nicht auf den Abbau der Nervenzellen sollten wir uns konzentrieren, sondern auf den Wiederaufbau. Wenn wir demenziell veränderte Menschen dabei unterstützen, ihr Leben wieder als sinnvoll und lebenswert wahrnehmen zu können, können sich – den hirnorganischen Veränderungen zum Trotz – heilsame Entwicklungen einstellen.

Demenztests: Prüfungsstress im hohen Alter

Wenn sich Vergesslichkeit oder andere Anzeichen einer beginnenden Demenz im Alter zeigen, werden Betroffene manchmal mit einer Prüfungssituation konfrontiert, die oft alles andere als einfühlsam vonstattengeht. Dabei erhoffen sich Angehörige nicht selten, den alten Menschen mittels verabreichter Medikamente besser behandeln zu können. Damit die Krankenkasse die Kosten übernimmt, ist eine entsprechende Diagnose zudem eine Voraussetzung. Wer die medizinischen Untersuchungen und neurologischen Tests nicht nach bestimmten Kriterien besteht, wird dann rasch in eine Schublade gesteckt, kategorisiert, klassifiziert und nicht selten als „dement" abgestempelt – oft auch darauf reduziert und abgewertet. Dabei sind Gedächtnistests im Anfangsstadium einer Demenz nur begrenzt aussagekräftig. Ein sehr beliebter und häufig angewandter neurologischer Test ist der sogenannte Mini-Mental-Status-Test. Dieser Test wird mit den Betroffenen als eine Art Interview durchgeführt. Er besteht aus insgesamt neun verschiedenen Aufgabenstellungen, mit deren Hilfe die zeitliche und räumliche Orientierung, die Merkfähigkeit, sprachliche Fähigkeiten sowie die Fähigkeit zu zeichnen und zu lesen überprüft werden. In einer sehr kurzen Zeit, durchschnittlich elf Minuten, soll der Mensch getestet werden. Das ist Stress pur – und liefert immer wieder falsche Ergebnisse. Ich habe einen Seniorenheimbewohner erlebt, der bei diesem Test von möglichen 30 Punkten immerhin 24 erreicht hatte, der jedoch weder sein Zimmer im Seniorenheim fand noch wusste, wie viele Kinder er hatte. Sein gutes Testergebnis stand wohl auch mit seinem ehemaligen Beruf in Zusammenhang: Er war Lehrer.

Bei Testpersonen, die über ein hohes Allgemeinwissen verfügen, kann dieser Test eine vorhandene Demenz im Anfangsstadium regelrecht verschleiern. Bei niedrigem Bildungsstand kann sich hingegen ein verfälschtes schlechteres Testresultat ergeben. Lese- oder Rechenschwächen können das Ergebnis ebenfalls sehr schlecht ausfallen lassen. So besteht beispielswiese eine Aufgabe des Tests darin, die Zahl sieben von 100 zu subtrahieren und vom Ergebnis abermals sieben abzuziehen. Sie können sich vorstellen, dass Menschen, die viel Erfahrung im Kopfrechnen haben, diese Aufgabe mit Leichtigkeit lösen können. Wie fällt diese Aufgabe aber aus bei Menschen, die gewohnt waren, mit Taschenrechner oder Computer zu arbeiten oder die von Kindesbeinen an ein schlechtes Zahlenverständnis hatten?

Zu diesem Test, der oft über vieles entscheidet, möchte ich Ihnen zwei Fallgeschichten erzählen.

Die Urli-Oma wird getestet

Im Rahmen meines Unterrichts erzählte die Teilnehmerin Rosina, wie sie ihre 98-jährige Urgroßmutter zu einer Neurologin in ein Krankenhaus begleitete. Diese neurologischen Gutachten sind notwendig, um die Pflegestufe festzulegen. Damit sind höhere finanzielle Zuschüsse und eben auch die Verordnung eines dieser sogenannten Antidementiva gewährleistet. Bleistift und Papier spielen dabei eine entscheidende Rolle. Schon auf dem Weg ins Krankenhaus zeigte sich die alte Frau, die ihr ganzes Leben auf einem Bauernhof gearbeitet hatte, sechs Kinder gebar und nach acht Jahren Volksschule ihr Brot als Magd verdienen musste, verzagt und ängstlich. „Werde ich jetzt getestet, ob ich deppert bin?", war die Frage an ihre Urenkelin. Stress pur, dem diese alte Frau, die mehr über das karge Leben in den Kriegsjahren erzählen konnte, als es in einem Geschichtsbuch zu finden ist, ausgeliefert war. Auf einem Blatt Papier sollten zwei sich überschneidende Fünfecke nachgezeichnet werden, die Merkfähigkeit wurde überprüft, Wochentage und Jahreszeiten wurden abgefragt, ein Satz mit Prädikat und Subjekt sollte gebildet und die Frage „Wo sind Sie jetzt?" beantwortet werden. Wahrscheinlich hatte die alte Frau die ganze Nacht vor Aufregung schlecht geschlafen, sich auf dem Weg ins Krankenhaus an ihre Urenkelin geklammert und sich dann diesen Fragen stellen müssen. Name des Krankenhauses und Stockwerk? Hilfesuchend drehte sich diese alte Bäuerin zu Rosina und fragte sie verzweifelt: „Wo sind wir eigentlich?" Da sie keine Antwort bekam, drehte sie sich wieder zur Ärztin, blickte ihr siegessicher ins Gesicht und sagte: „Ja, bei Ihnen, Frau Doktor." Punkte bekam diese alte weise Frau keine für ihre Antwort. Stattdessen den Stempel „dement".

Demenztests sind oft Momentaufnahmen und daher mit Vorsicht zu betrachten.

Jeder Test ist eine Prüfungssituation und je älter wir werden, desto unflexibler wird unsere Denkweise, desto aufgeregter reagieren wir auf solche Überprüfungen. Die Aussagekraft solcher Momentaufnahmen ist – besonders im Anfangsstadium – also mit Vorsicht zu genießen.

Ein zweites Erlebnis zeigt, wie vorsichtig und achtsam mit diesem Test umgegangen werden sollte. Eine ehemalige Schülerin rief mich aufgeregt an und beschrieb mir eine ungefähr 80-jährige Bewohnerin, die neu im Seniorenheim war und in ihrem Bericht aufgrund dieses Mini-Mental-Status-Tests die Diagnose fortgeschrittene Demenz Typ Alzheimer bekam. Punktzahl: elf von 30. Diese engagierte Mitarbeiterin hegte Zweifel an dem Testergebnis, da die Bewohnerin selbstständig ihren Tagesablauf meisterte und Anordnungen problemlos erledigen konnte. Ich riet der Pflegefachkraft, dass sie noch einmal mit dem zuständigen Heimarzt dieses Testverfahren durchführen sollte. Aufgeregt rief sie mich an: jetzt nur mehr neun Punkte! Zwei Punkte weniger als beim vorigen Test. Dieser Wert war für die von der Pflegerin geschilderte alte Dame sehr unwahrscheinlich. Da kam mir die Frage in den Sinn, ob die Dame denn alles richtig verstehen konnte und wie es denn um ihr Hörvermögen stand. Damit lag ich goldrichtig. Mittlerweile trägt die Bewohnerin einen Hörapparat und der Test wurde nicht noch einmal wiederholt, da sie außer ihrer Hörschwäche keinerlei weitere Defizite aufwies.

Jeder Test ist eine Prüfungssituation und bedeutet für alte Menschen oft Stress.

Einschränkungen des Seh- und Hörsinns können bei solchen Tests naturgemäß drastisch verfälschte Ergebnisse liefern. Auch Schmerzen, Scham und eine reizarme Umgebung wie etwa jene bei einem mehrwöchigen Krankenhausaufenthalt können Faktoren sein, die zu einer geringeren Punktzahl führen. Betrachten Sie also die Testergebnisse stets kritisch und gehen Sie einfühlsam und empathisch mit der Person um, die getestet werden soll.

SIGNIFIKANTE VERÄNDERUNGSMERKMALE

Wenn Sie die Befürchtung hegen, dass Ihre Angehörige oder Ihr Angehöriger sich demenziell verändert, empfehle ich Ihnen, eine Art Tagebuch zu schreiben. Halten Sie Ihre Beobachtungen fest, wenn Ihnen Wortfindungsstörungen auffallen, die Person Termine vergisst oder Gegenstände verlegt. Doch nicht jede Veränderung bedeutet sofort Demenz. Es kann auch ein Infekt vorliegen, typisch ist beispielsweise ein Harnwegsinfekt. Auch Vitaminmangel, Flüssigkeitsmangel oder eine Erkrankung der Schilddrüse können Ursachen dafür sein, dass sich das Verhalten Ihres Familienmitglieds verändert. Darüber hinaus können emotionale Ursachen eine Wesensveränderung hervorrufen: der Tod eines lieben Freundes, der Verlust des Haustieres. Eine Erkrankung, die eine ähnliche Symptomatik wie eine Demenz aufweisen kann, ist beispielsweise die Depression. Erst nach einem halben Jahr der Beobachtung lassen sich die beiden Krankheitsbilder neurologisch wirklich gut differenzieren – so die Fachliteratur. Ein wichtiger Unterschied ist beispielsweise, dass Menschen mit Demenz ihre Defizite oft bagatellisieren, während depressive Menschen ihre Verluste eher dramatisieren und überschätzen. Beobachten Sie also, schreiben Sie Ihre Eindrücke nieder und lassen Sie sich beraten und unterstützen. Der folgende Abschnitt soll Ihnen dabei helfen, typische Demenzsymptome zu erkennen und entsprechend darauf zu reagieren.

1. Einschränkung des Geruchssinnes

Bei Parkinson und bei der Alzheimer-Erkrankung wird der Geruchssinn als erster Sinn in Mitleidenschaft gezogen. In den USA hat diese Erkenntnis bei der Demenz-Diagnostik bereits in die Untersuchungsverfahren Eingang gefunden. Da der menschliche Geschmackssinn zu 80 Prozent auf dem Geruchssinn beruht, können auch Einschränkungen des Geschmackssinns auf eine Demenz-Erkrankung hinweisen.

2. Keine zwei Dinge gleichzeitig tun können

Wenn ein Mensch über längere Zeit zwei Dinge nicht mehr auf einmal erledigen kann, kann das ein Anzeichen für eine Alzheimer-Demenz sein. In der Praxis lässt sich dieses Phänomen beispielsweise beim Spazierengehen beobachten. Bleibt Ihr Angehöriger permanent stehen, um eine Frage zu beantworten, kann dies Zeichen einer kognitiven Veränderung sein.

Diese Tatsache können Sie sich bei der Körperpflege von Menschen mit Demenz zunutze machen. Wenn pflegebedürftige Menschen aufgebracht sind oder die Körperpflege verweigern, geben Sie ihnen den Auftrag, währenddessen einen Gegenstand festzuhalten. Da der Mensch mit Demenz sich nicht gleichzeitig auf das Halten des Gegenstandes und den Widerstand konzentrieren kann, wird er in der Regel mit dem Festhalten des Gegenstandes beschäftigt sein und die Körperpflege ohne größeren Widerstand geschehen lassen.

3. Ständiges Wiederholen derselben Fragen und Geschichten

Wenn alte Menschen Fragen und Geschichten wiederholen, ist oft das Kurzzeitgedächtnis in Mitleidenschaft gezogen. Die betroffene Person kann sich nicht mehr erinnern, dass sie dieselbe Frage erst vor Kurzem gestellt oder dieselbe Geschichte bereits erzählt hat. Alles, was länger als eine Minute vergangen ist, speichert das Gedächtnis nicht mehr ab. Angehörige können an ihre Grenzen gelangen, wenn sie immer wieder dieselbe Frage oder dieselbe Story aus der Vergangenheit hören, die sie schon beinahe auswendig kennen. Eines gleich vorweg: Es nützt nichts, wenn Sie dem Menschen sagen, dass Sie diese Erzählung gefühlte tausendmal gehört haben. Der Erzählende weiß es nicht mehr und die Zurechtweisung kränkt und verunsichert ihn. Auch mir ist es so ergangen. Eine Heimbewohnerin ängstigte sich jedes Mal, wenn draußen ein Sommergewitter mit Donner und Blitz niederging. Immer wieder sagte sie dasselbe: „Bei uns hat der Blitz ins Haus eingeschlagen, alles ist niedergebrannt, nichts haben wir mehr gehabt!“ Immer dieselbe Erzählung der Bewohnerin, immer dieselbe Antwort von uns Pflegerinnen: „Um Gottes willen, wie furchtbar!“ Bis ich in einem Buch auf die Theorie der „Penetranz-Geschichten“ stieß. Die Theorie besagt, dass hinter jeder Geschichte, die immer wieder zum Besten gegeben wird, eine Botschaft steckt.

Also fragte ich beim nächsten Gewitter und der nächsten Erzählung der bereits so oft gehörten Geschichte: „Und was haben Sie getan?“ Da schaute mich die alte Frau erstaunt an und flüsterte: „Ich? Ich habe mich vor lauter Angst unter dem Kittel meiner Mutter versteckt.“ Im weiteren Gespräch ging ich mehr und mehr auf ihre Mutter ein. Wie war sie? Was war das Schönste mit ihr? Die Botschaft, die aus ihrer immer wiederkehrenden Geschichte langsam hervorkam, nachdem ich mich auf sie einließ, war die Sehnsucht nach ihrer Mutter. Wichtig dabei ist, keine zu kognitiven Fragen zu stellen, also etwa nach dem Alter, in dem die Mutter gestorben ist, oder nach ihrem Namen. Begeben Sie sich stattdessen auf eine emotionale Ebene und lassen Sie sich gemeinsam mit Ihrem Gegenüber in diese Gefühlshöhen schaukeln.

IN DER PRAXIS

— Wiederholen Sie die Kernaussage und wenden Sie die Validationstechnik der offenen Frage an: Wie war das? Wo war das? Vermeiden Sie jedoch Fragen mit „warum“, „wieso“, „weshalb“. Diese Fragestellung erfordert eine Erklärung und eine Rechtfertigung. Für beides benötigt der veränderte Mensch kognitive Fähigkeiten, die er oft nicht mehr hat.

Hinter einer sogenannten „Penetranz-Geschichte“ kann also eine Botschaft stecken. Ich möchte Sie ermutigen, hinter diese Kulissen zu schauen. Dieser Perspektivenwechsel kann Ihnen bereits Stress nehmen. Menschen, die immer wieder von der Kriegszeit, der Nachkriegszeit oder anderen traumatischen Lebensphasen erzählen, haben meist schwierige Gefühle tief in sich vergraben. Wir können helfen, Lebensräume zu betreten, in denen noch eine Seelengeschichte wartet, indem wir offene Fragen stellen: „Wie war das für dich?“ oder: „Wer war da für dich?“. Dadurch spüren die Menschen Interesse und können sich öffnen, wenn sie dies wollen. Wenn Betroffene von Krieg, schlimmem Hunger oder dramatischen Leiderfahrungen wie Vergewaltigungen erzählen, glauben wir oft, diese Menschen beruhigen zu müssen. Das ist gut gemeint, hilft aber den Betroffenen nicht. Denn es eröffnet keinen Raum, unterdrückte und weggeschobene Gefühle zu verarbeiten.

Gelingt dieser Perspektivenwechsel im privaten oder im beruflichen Umgang mit demenziell veränderten Menschen, bauen sich Anspannung und Stress ab – bei allen Beteiligten: beim alten Menschen, der um seine Würde kämpft, beim Angehörigen, der immer mehr spürt, dass die vertraute Person verschwindet, und auch beim professionellen Personal im Pflegebereich, das ja meist mehrere Menschen mit verändertem Verhalten zu betreuen hat. Hören wir auf zu kämpfen und uns gegenseitig und die Krankheit zu bekriegen. Es ist schade um diese Energie, die verpufft. Bündeln wir lieber diese Kräfte, um gemeinsam und miteinander diesen Lebensweg mit Würde zu gehen.

4. Gewohnte Abläufe können nicht mehr bewältigt werden

Wenn Menschen Tätigkeiten, die immer selbstverständlich waren, nicht mehr korrekt ausführen können, kann dies ein Anzeichen für eine beginnende Demenz sein. Selbst einfache Handlungsabläufe wie das Wasserkochen – Wasser in den Topf, den Topf auf den Herd stellen, den Herd einschalten – können dann bereits eine massive Herausforderung sein.

IN DER PRAXIS

—— Nicht maßregeln! Der alte Mensch fühlt ganz genau, dass er etwas vergessen oder falsch gemacht hat. Es stresst ihn noch mehr, wenn man ihn auf seine Defizite hinweist. Unterstützen Sie den Menschen, indem Sie ihm beispielsweise die Arbeitsschritte vorsagen oder die Gegenstände, die er benötigen wird, in der richtigen

Reihenfolge vorbereiten. Solange es möglich ist, sollte die Selbstständigkeit gefördert werden. Sie können der demenziell veränderten Person Kleidungsstücke der Reihe nach aufs Bett legen, damit sie sich selbstständig und in ihrem Rhythmus ankleiden kann. Helfen Sie nur, wenn dies erwünscht ist. Geben Sie dem Menschen Zeit. Erwin Böhm, ein bekannter Pflegewissenschaftler, hat immer wieder betont, dass man „mit einer Hand in der Hosentasche" pflegen soll. Das bedeutet, dass wir nicht alles sofort übernehmen sollen, nur weil wir schneller sind. Und dass wir akzeptieren, wie der Mensch diese Aufgabe ausgeführt hat. Wenn beispielsweise ein Mann sich rasiert, ist es ratsam, ihn nicht zu korrigieren und nachzurasieren. Denn er wird die Pflegekraft beim nächsten Mal vielleicht gleich zu Beginn bitten, die Rasur zu übernehmen, da er das Gefühl hat, es nicht gut genug zu machen. Es ist keinesfalls hilfreich, es ihm zu erklären und zu sagen, dass er das ja früher auch gekonnt hat.

Nach einem Vortrag kam einmal ein Mann zu mir und sagte: „Jetzt weiß ich, warum meine Mutter nicht mehr mit mir geredet hat." Daraufhin erzählte er mir folgende Geschichte: Seine Mutter, die eine fortgeschrittene demenzielle Veränderung hatte, wohnte bei ihm. Eines Tages hatte er Gäste eingeladen. Während er das Essen vorbereitete, waren seine Mutter und die anderen Gäste im Esszimmer. Plötzlich hörte er laute Stimmen und aufgebrachte Worte. Als er hinauseilte, sah er, wie die Gäste um seine Mutter standen und aufgeregt auf sie einredeten. Die Mutter saß am Tisch, hatte eine Papierserviette auf ihren Teller gelegt, zerschnitt sie gekonnt mit ihrem Besteck und begann, sie zu essen. Von diesem Zeitpunkt an, so sagte er, habe er vehement versucht, seine Mutter in seine Welt der Realität zurückzubringen, indem er sie immer wieder korrigierte. Daraufhin hörte seine Mutter auf, mit ihm zu reden. Wenn demenziell veränderte Menschen vermittelt bekommen, dass sie „etwas Falsches" gesagt oder getan haben und in ihrer Realität nicht wahrgenommen werden, verstummen sie häufig, um dadurch die emotionale Sicherheit in sich wiederherzustellen.

Soll man nun die alte Frau die Papierserviette essen lassen? Nein, natürlich nicht, auch wenn vermutlich nichts passieren würde. In solch einem Fall könnten Sie diplomatisch den Teller gegen einen anderen mit einer Speise austauschen oder, sofern dies der alten Dame entspricht, ein Gebet mit ihr sprechen. Menschen mit einer Demenz können, wie oben bereits erwähnt, in der Regel nicht zwei Dinge gleichzeitig tun. Während des Gebets haben Sie Gelegenheit, den Teller wegzunehmen und durch einen anderen Teller zu ersetzen.

5. Wortfindungsstörungen

Wir alle verwenden manchmal in unseren Gesprächen Platzhalter wie „Dingsbums", wenn uns das korrekte Wort nicht einfällt. Tauchen jedoch häufiger solche oder ähnliche Kreativwörter als nicht verständliche Bezeichnungen in den Sätzen Ihres oder Ihrer Angehörigen auf, sollten Sie diese Beobachtung in das Tagebuch notieren. Häuft sich das Nichtbenennenkönnen, kann dies ein Zeichen für eine beginnende Demenz sein.

IN DER PRAXIS

Korrigieren Sie den Menschen bitte nicht und lachen Sie nicht über Wortfindungsstörungen. Menschen, die sich in einer demenziellen Veränderung befinden, haben meist eine dünne Haut und sind leicht verletzbar. Sie könnten das Lachen als Auslachen empfinden. Nehmen Sie den Gegenstand, der nicht benannt werden kann. Ohne Aufsehen, ohne großes Drama. Nennen Sie das Wort, ohne oberlehrerhaft zu sein.

Ab einer fortgeschrittenen Veränderung tritt oft eine Form der Poesie in den Vordergrund, die sehr berührend sein kann. Diese Feinheit der Sprache verzaubert mich immer wieder. Eine alte Frau, weit über 90 Jahre alt, erzählte mir vom frühen Tod ihrer Tochter im Kleinkindalter. Als ich sie fragte, wie das Mädchen gewesen sei, verklärte sich ihr Gesicht und sie ging Jahrzehnte in die

Vergangenheit zurück: „Sie war mädchenweiß und blütenrein!"

Ein Mann, der verzweifelt nach Worten suchte, hielt sich den Kopf mit beiden Händen und bat mich, die „schwarzen Vögel aus seinem Kopf zu nehmen". Für ihn war diese Veränderung eine Bedrohung, als ob Vögel die Herrschaft über sein Gehirn übernommen hätten. Ich versuchte nicht, ihn zu beruhigen oder abzulenken, sondern das Gefühl, seine Verzweiflung, seine Trauer in Worte zu fassen. „So schlimm?", fragte ich. Er nickte, hielt meine Hand und sah mich an. So konnte er sich geborgen und verstanden fühlen.

Fühlen Sie in sich hinein: Wie würde es Ihnen gehen, wenn Sie sich bedroht fühlen? Voller Angst. Wenn jetzt jemand an Ihrer Seite ist, der diese Emotion anspricht, dann fühlen Sie sich nicht mehr allein, sondern verstanden.

6. Verlust der räumlichen und zeitlichen Orientierung

In fremden Städten verlaufen wir uns leicht. Es kann passieren, dass wir unser Auto in einer großen Parkgarage nicht mehr finden. Vor Jahren ist mir das auf einem Flughafen passiert. Ich fühlte mich verloren, verängstigt und alleingelassen. Noch heute erinnere ich mich, dass ich erst nach Stunden das Auto gefunden hatte und ich zu diesem Zeitpunkt bereits in Tränen aufgelöst war. Dieses Gefühl der Ohnmacht, des Kontrollverlusts ist mir heute noch in Erinnerung. Wie ergeht es einem Menschen, der Tag für Tag dieser Orientierungsschwäche und Hilflosigkeit, die sich immer mehr seiner bemächtigt, ausgeliefert ist?

Der Verlust des abstrakten Denkvermögens kann eine zeitliche Desorientierung auslösen. Die Menschen verwechseln Tag und Nacht. Am Beginn einer demenziellen Veränderung vergessen Betroffene Termine und leugnen, dass sie ihn vergessen haben. Im fortgeschrittenen Stadium vollzieht sich oft regelrecht eine Tag- und Nachtumkehr. Die Menschen machen den Tag zur Nacht und die Nacht zum Tag. Sie schlafen tagsüber, um in der Nacht sehr aktiv zu sein, indem sie beispielsweise in Kästen oder Schubladen kramen, um symbolisch Ordnung in ihr empfundenes Chaos zu bringen.

IN DER PRAXIS

—— Am Beginn einer demenziellen Veränderung ist es ratsam, keine langfristigen Termine zu planen. Das kann bei dem Menschen, den Sie betreuen, Stress und Unruhe auslösen. Kündigen Sie lieber kurzfristig, zum Beispiel einen Tag vorher, den Arzttermin an. Wenn Sie regelmäßig zu Besuch kommen, halten Sie feste Zeiten ein, das gibt Sicherheit und Kontinuität. Auch in Einrichtungen brauchen alte Menschen einen fixen Tagesablauf, der ihnen emotionale Orientierung geben kann. Auch feste Sitzplätze und Badepläne helfen. Ein zeitlicher und räumlicher Rahmen ist sehr hilfreich.

Auf der kognitiven Ebene kann ich dem alten Menschen nicht „erklären“, welcher Tag, welche Uhrzeit, welcher Termin jetzt ist. Er spürt, dass er sich verändert, in eine andere Welt abgleitet. Wir können ihm dabei aber Halt geben, indem wir nicht belehren, nicht korrigieren und nicht beweisen wollen, dass wir „recht haben“. Nehmen Sie den demenziell veränderten Menschen sanft an der Hand und begleiten Sie ihn. Die kognitive Ebene ist nicht mehr vorhanden, also begeben wir uns auf die emotionale.

7. Eingeschränkte Urteilsfähigkeit

30 Grad plus im Schatten und Mama trägt Pelzstiefel und einen Wintermantel. Wird sie auf die Jahreszeit und die Temperaturen hingewiesen, antwortet sie patzig: „Ich kann anziehen, was ich will. Ich sage dir auch nicht, was du tragen sollst.“ Eine eingeschränkte Urteilsfähigkeit kann ein Zeichen für eine beginnende Demenz sein. Bedenklich kann dies werden, wenn die demenziell veränderte Person häufig auf die Bank geht, um Geld abzuheben, ohne dass es notwendig wäre.

IN DER PRAXIS

—— Gehen Sie mit den Veränderungen Ihrer Angehörigen offen um, verstecken Sie nicht aus falscher Scham die „Ausrutscher"! Wir sitzen alle im selben Boot, das eigentlich schon ein Kreuzfahrtschiff ist. Nehmen Sie mit der Bank Kontakt auf oder mit dem Geschäft, in dem der oder die Betroffene Kunde ist. Leiten Sie, wenn nötig, die erforderlichen Schritte ein, um den Menschen, den Sie betreuen, und sich selbst zu schützen. Verschiedene Organisationen bieten kostenlose Beratung an. Nehmen Sie diese Angebote an, um rechtliche und medizinische Fragen abzuklären.

Und zum winterlichen Outfit: Wen stört es? Sie oder Ihre Mutter? Auch das können wir dabei lernen: Wesentliches vom Unwesentlichen zu unterscheiden. Wenn Sie sich mit den Veränderungen der Betroffenen solidarisieren, können Sie ihr das Gefühl geben: Es ist in Ordnung, wie du bist.

8. Gegenstände verlegen

Haben Sie auch schon mal Ihre Geldbörse neben den Bio-Karotten gefunden? Oder den Schlüssel im Gefrierschrank? Gegenstände nicht auf den richtigen Platz zu legen, passiert jedem von Zeit zu Zeit. Wenn aber mehr Schuhe im Gemüsefach als im Schuhkasten und der Schmuck neben den tiefgefrorenen Erdbeerknödeln in der Gefriertruhe seinen festen Platz gefunden hat, können das handfeste Anzeichen für demenzielle Veränderungen sein.

IN DER PRAXIS

—— Entwickeln Sie Gelassenheit. Weisen Sie die Betroffenen nicht darauf hin, dass sie die Gegenstände an den falschen Platz gelegt haben. Sie würden dies nicht einsehen. Stattdessen können Unruhe, Misstrauen und Enttäuschung die Folge sein. Freunden Sie sich mit dem Gedanken an, dass man mit diesen Veränderungen leben lernen kann – auch wenn das vielleicht nicht einfach ist.

9. Stimmungsschwankungen und Verhaltensänderungen

Demenzielle Veränderungen können ein rasantes Auf und Ab von Emotionen loslösen. Die Betroffenen können unwirsch und beleidigend und im nächsten Moment weinerlich und ängstlich sein. Die Gefühlsbewegungen sind oft wie eine Achterbahn, die den alten Menschen durchschüttelt. In dieser unsicheren Zeit können wir ein Leuchtturm sein, der fest verankert ist und den Betroffenen den Weg weist. Vielleicht können wir ihre gefühlte Dunkelheit ein wenig erleuchten.

IN DER PRAXIS

—— Holen Sie sich Hilfe von außen. Selbsthilfegruppen, Angehörigenkurse, Literatur, Supervision, Vernetzung, Gruppen … das Angebot ist in der Zwischenzeit groß und vielfältig. Schaffen Sie sich Inseln, auf denen Sie wieder Kraft schöpfen können. Gerade wenn Menschen betroffen sind, die wir sehr lieben und die uns sehr nahe sind, kann es rasch zu Verletzungen kommen. Auf der Kommunikationsebene rate ich: Beschwichtigen Sie bitte Ihr Gegenüber nicht, wenn er oder sie in einem Gefühlsfeuer ist. Damit gießen Sie häufig nur Öl ins Feuer. Fragen Sie stattdessen mit fester und sicherer Stimme, wenn Ihnen das möglich ist: Was ist los? Ist Ihr Gegenüber traurig: Was macht dich so traurig? Bei Wut: Was macht dich so zornig? Nehmen Sie sich Zeit und schaffen Sie einen Raum, in dem die Emotion leben darf und nicht unterdrückt wird, sonst kann es zu einer regelrechten Explosion kommen.

Oft wird desorientierten Menschen „Altersgeiz“ oder „Alterssturheit“ vorgeworfen. Ich verstehe solche Entwicklungen als ein verzweifeltes Festhalten an Werten oder Charaktereigenschaften, die früher zu den Betroffenen gehörten. Sparsamkeit, Pünktlichkeit oder Ordnung können dann extreme Formen annehmen. Die Betroffenen spüren, dass sie sich selbst entgleiten wie ein Schneemann, der langsam schmilzt. Verzweifelt halten sie sich dann an Eigenschaften fest, die sie als Person ausmachen.

10. Lustlosigkeit und mangelndes Interesse

Der Großvater, der am Sonntagmorgen immer auf einen Frühschoppen ins Dorfgasthaus ging, zeigt daran neuerdings kein Interesse mehr und äußert dies meist mit einer wegwerfenden Handbewegung: „Die reden ja eh alle Blödsinn. Schade um meine Zeit." Diese Lustlosigkeit kann in der Angst begründet sein, dass die Stammtischrunde den alten Mann bei möglichen Unsicherheiten erwischt. Demenziell veränderte Menschen verlieren häufig das Interesse an Dingen, die ihnen früher wichtig waren. Sie gehen langjährigen Hobbys nicht mehr nach oder vollenden angefangene Tätigkeiten nicht.

IN DER PRAXIS

— Geben Sie dem alten Menschen eine Aufgabe, eine sinnvolle Betätigung, die er meistern kann. Fragen Sie ihn nach früheren Zeiten, das ist sicheres Terrain für ihn. Wenn er das Gefühl bekommt, gebraucht zu werden, kann das viel Positives auslösen.

Dazu noch eine kurze Geschichte. In einem indigenen Dorf verlässt der Dorfälteste jeden Morgen den Ort, kehrt nach einer halben Stunde zurück und stellt sich mitten auf den Dorfplatz. Alle anderen Dorfbewohner versammeln sich um ihn und hören ihm zu, wie er mit ausgebreiteten Armen feierlich verkündet: „Die Sonne ist aufgegangen." Das ist seine Aufgabe, die nur er erfüllen darf. Bei demenziell veränderten Menschen lassen sich solche Aufgaben oft in der beruflichen Vergangenheit finden. In einem Heim lebte ein über 80 Jahre alter Mann. Er wurde als uninteressiert beschrieben und ließ sich zu keinen Aktivitäten motivieren. Er war sein ganzes Leben Buchhalter beim Bundesheer gewesen, also ein gut organisierter

Mensch, der einen strukturierten Alltag gewohnt war. Das Pflegepersonal entwickelte für ihn einen Tagesplan, der festlegte, wann er geweckt werden wollte und wann seine Essenszeiten sein sollten. Diesen Plan brachten sie in seinem Zimmer an. Zusätzlich suchten sie eine sinnvolle Aufgabe für ihn und fanden sie: Der alte Herr wurde der Wettermann des Seniorenheims. Ein Thermometer und eine Tafel änderten sein Leben und stärkten sein Selbstbewusstsein. Jeden Morgen hatte er nämlich die Aufgabe, die Außentemperatur abzulesen und auf eine Schiefertafel zu schreiben. Der einfache Kniff hatte eine große Wirkung. Das Wesen des Manns veränderte sich, er lachte mehr und schien wieder mehr Freude zu verspüren.

Auch einem anderen Bewohner, in dessen Leben Musik eine wichtige Rolle gespielt hatte, konnte das Pflegepersonal wieder Lebensfreude schenken. Eine stimmgewaltige Klangschale brachte wieder Musik in sein Leben. Jeden Tag, wenn die Heimbewohner und -bewohnerinnen beim Mittagstisch saßen, erhob sich der groß gewachsene Mann und verkündete mit einem Schlag auf die Klangschale ein herzliches „Mahlzeit". Alle schauten auf ihn und hörten ihm zu. Er war in diesen Minuten der Mittelpunkt des Geschehens. Solche simplen Veränderungen können die Gefühlswelt der alten Menschen, die sich immer mehr verlieren, erhellen. Fragen Sie Betroffene, wie sie eine bestimmte Speise gekocht haben. Diese emotionalen Erinnerungen sind abgespeichert und können gut abgerufen werden. Das Selbstbewusstsein wird dadurch gestärkt und der emotionale Seelentank wieder aufgefüllt. So tragen Sie dazu bei, dass die Menschen das Chaos, in dem sie sich befinden, leichter ertragen können.

INTERESSE AM LEBEN DES ALTEN MITMENSCHEN

Innenwelt und Außenwelt, Ratio und Demenz – das sind die Gegensätze, die das gemeinsame Leben mit einem Menschen, der in einer demenziellen Veränderung ist, bestimmen. Der Mensch, der kognitiv immer schwächer wird und keine Einsicht in sein Tun hat, kann sich nicht mehr verändern. Wir sind diejenigen, die die Perspektive wechseln können. Gelingt uns das, werden Stress, Enttäuschung und Frustration seltener im Alltag auftreten. Bei diesem Perspektivenwechsel verlassen Sie Ihren Standort und betrachten die Dinge aus einer anderen Ecke der Welt.

„Stirbt ein alter Mensch, stirbt eine ganze Bibliothek“, heißt ein afrikanisches Sprichwort. Meine Mutter war ein Kriegskind, 1926 geboren. Sie hatte eine tragische Kindheit und wenn sie von dieser Zeit erzählen wollte, hatte ich kein Interesse. Ich war damals um die 20 und für mich existierte die Welt nur im Jetzt und nicht im Gestern. Oft begann meine Mutter, von den Bombardements über Wien zu erzählen, aber ich wollte diese angstgetränkten Geschichten damals nicht hören. Meine Welt war schön und aufregend und nicht grau und voller Tränen. In jungen Jahren haben wir für solche belastenden Geschichten oft wenig Verständnis. Heute wünsche ich mir, ich hätte den Geschichten meiner Mutter besser zugehört, vielleicht hätte ich dann auch ihr Leben besser verstanden. Irgendwie versuche ich wohl jetzt, wenn mir alte Menschen ihre Geschichten erzählen, darin auch Aspekte des Lebens meiner Mutter zu sehen und zu verstehen.

Indem wir Lebensgeschichten anhören, helfen wir alten Menschen, Spuren zu hinterlassen.

Wenn Sie sich von alten und demenziell veränderten Menschen aus ihrem früheren Leben erzählen lassen, werden Sie vieles über die Zeitgeschichte erfahren. Und Sie lernen berührende und oft tragische Lebensgeschichten kennen. Wie waren diese Menschen als Kinder? Als sie sich verliebten? Was haben sie erlebt? Was mussten sie verkraften? Nutzen Sie die Zeit, die Sie haben – gerade wenn es Ihre Eltern, Großeltern oder andere Angehörige betrifft. Helfen Sie diesen Menschen, Spuren zu hinterlassen. Eine empfehlenswerte Bücherserie von Elma van Vliet mit dem Titel „Mama, erzähl mal!“ hilft Familienmitgliedern, eine Brücke zwischen den Generationen zu bauen und sich immer wieder gemeinsam auf die Suche nach dem Vergangenen zu machen.

Lassen Sie den alten Menschen erzählen. Von früher, als er gesund war, mitten im Leben stand, verliebt war und sein Leben so gestaltet hat, wie es ihm möglich war. Lernen Sie den alten und demenziell veränderten Menschen aus einer anderen Perspektive kennen.

Frau Smierli Smierli

Eine Pflegeheimbewohnerin hatte bei der Abendtoilette folgende Angewohnheit: Sie saß auf der Toilette, nahm aus dem Badezimmerschrank neben ihr eine Flasche Franzbranntwein heraus, stellte die Flasche hin und forderte mich auf: „Und jetzt tust mich da einsmierli und da einsmierli." Sie wollte, dass ich sie mit dem Franzbranntwein einreibe. Diese Babysprache tat mir innerlich weh. Warum sagte sie nicht korrekt: einschmieren, eincremen, einreiben, sondern immer „einsmierli"? Monate später saß ich mit einigen Frauen in einem Kreis. Geschichten von früher wurden erzählt. Ich liebte diese Stunden, da ich so viel aus der Zeitgeschichte und aus dem Leben dieser Menschen erfuhr. Plötzlich begann Frau Smierli Smierli, so nannte ich sie insgeheim, eine Geschichte aus ihrem Leben zu erzählen. Es war die Nachkriegszeit, sie war damals um die 15 Jahre alt und hatte eine nur wenig jüngere Schwester. Die Gegend, in der sie wohnte, wurde von den Russen kontrolliert. Die Mädchen und Frauen fürchteten, von russischen Soldaten vergewaltigt zu werden. Das junge Mädchen lebte mit ihren Eltern, Großeltern, Knechten und Mägden auf einem entlegenen Bauernhof. Immer wenn die Soldaten im Anmarsch waren, flüchteten die Mädchen in eine sechs Kilomenter entfernte Ortschaft. Dort versteckte ein Wirt alle Frauen, die Schutz suchten, in einer geheimen Kammer. Eines Tages hieß es wieder, dass die Russen unterwegs seien. Frau Smierli und ihre Schwester rannten zum Gasthaus, um sich zu verstecken. Doch die Kammer war zum Bersten voll, der Wirt schickte sie weg. Als die Mädchen wieder zu Hause ankamen, ließ die Mutter sie nicht in den Hof hinein, denn sie hatten sich das Gesicht geschwärzt und ein Kopftuch sowie alte Kleidung angezogen, in der Hoffnung, dass die Soldaten sie verschonen würden. So versteckte sich das Mädchen im nahegelegenen Wald und musste kurz darauf zusehen, wie die uniformierten Männer die Hofbewohner und Hofbewohnerinnen hinaustrieben, die Frauen, egal ob jung oder alt, vergewaltigten und ihren Vater mit einem Kopfschuss töteten. Als ich diese tragische Geschichte zu Ende gehört hatte, geschah etwas mit mir: Diese Frau, die zuerst eine Diagnose, ein demenziell verändertes Verhalten und eine Zimmernummer war, wurde zum Menschen. Lebensgeschichten verbinden uns. Wenn wir die Lebensräume des anderen betreten, sehen wir ihn oder sie plötzlich aus einer anderen Perspektive. Als ich Jahre später wieder einmal an diesen Wendepunkt in meinem Leben dachte, dämmerte mir plötzlich, warum diese Frau jeden Abend dieses Wort verwendete und warum sie sich nicht selbst einschmierte. „Smierli, smierli" erinnerte mich plötzlich daran, wie ich meine Kinder, als sie Babys waren, nach dem täglichen Bad einölte und meine Muttergefühle durch eine veränderte Sprache ausdrückte. Jahre später verstand ich die Botschaft dieser Frau: „Sei lieb zu mir, berühre mich wie eine Mutter."

Oft ist das Verhalten eines alten Menschen tief in der Zeitgeschichte, die ihn geprägt hat, verwurzelt. Wie wurden Kinder damals betreut und versorgt? Häufig nur minimalistisch und oft sogar ohne körperlichen Kontakt. Dr. Johanna Harrer, eine Lungenfachärztin, die im Zweiten Weltkrieg und bis zu ihrem Tod eine treue Anhängerin des nationalsozialistischen Gedankengutes war, schrieb mehrere pädagogische Ratgeber. Ihr bekanntester, der noch lange nach dem Krieg in den Bücherregalen österreichischer und deutscher Familien zu finden war, hieß „Die deutsche Frau und ihr erstes Kind". Harrer forderte in ihrem Buch Mütter auf, ihre Neugeborenen erst 24 Stunden nach der Entbindung zum ersten Mal zu berühren und beim Stillen den Kopf vom Baby wegzudrehen, damit kein Augenkontakt und keine Bindung entsteht. Kinder wurden nicht getröstet, selbst wenn sie sich die Seele aus der Lunge schrien. Viele dieser Kinder sind heute jene alten Menschen, die wir entweder im Familienverband oder in Pflegeheimen betreuen. Nie berührt oder getröstet worden zu sein, kann ein Aufarbeitungsthema im hohen Alter werden. Keine Schmerzen zeigen, immer stark sein – das war häufig die Devise dieser Generation. Geben wir diesen Menschen zumindest jetzt die Möglichkeit, berührt und gehalten zu werden.

Die Lebensgeschichten lassen uns den alten Menschen aus einer anderen Perspektive kennenlernen.

Das Interesse an der Lebensgeschichte des Gegenübers sehe ich als Möglichkeit, den alten Menschen aus einer anderen Perspektive kennenzulernen. Der Mensch ist wie ein Diamant mit verschiedenen Facetten. Wir müssen diese defizitorientierte Sichtweise auf alte Menschen aufgeben. Wenn der alte Mensch immer wieder mit seinen Schwächen und Verlusten konfrontiert wird, reagiert er mit Unruhe, Aggressivität oder Apathie. Holen Sie seine oder ihre Fähigkeiten und Qualitäten ans Licht und stellen Sie die Schwächen und Verluste in den Schatten. Zeitgeschichtliches Interesse kann dabei helfen, die Geschichten von früher besser zu verstehen und Geschichten zu verknüpfen. Die Kinder der Kriegsgeneration sprechen etwas offener über diese Zeit als ihre Eltern, die zwischen 1938 und 1950 geboren wurden und als Kriegskinder bezeichnet werden und von denen sich viele bereits von dieser Welt verabschiedet haben. Die Kriegsenkel (geboren zwischen 1950 und 1965) zeigen die Spuren ihrer Vorfahren und müssen sich auch mit diesen Themen, obwohl nicht direkt betroffen, auseinandersetzen, da Kriegs- und Nachkriegsthemen ihre Erziehung bewusst oder unbewusst geprägt haben. Ängste von früher werden angesprochen, Familiengeheimnisse gelüftet. Literatur über diese Zeit kann helfen, Verhaltensweisen zu verstehen oder in einem geschichtlichen Rahmen wahrzunehmen. Es gibt Selbsthilfe- und Interessengruppen, deren Ziel vor allem der Austausch ist. Oft liegen Gründe für Dinge, die sich im Jetzt zeigen, im Gestern. Rastlosigkeit kann ihre Ursache in der Flucht aus der Heimat haben, nächtliches Ankleiden in der ständigen Angst vor Bombenangriffen. Mehrere Unterhosen übereinander zu tragen, ist ein Hilfeschrei. Man kann dies häufig bei Frauen beobachten, die im Krieg vergewaltigt wurden. Eine mögliche Erklärung kann sein, dass sich die Betroffenen durch die zahlreichen Stoffschichten vor Übergriffen „schützen" möchten. Auch das Horten von Brot kann seinen Ursprung in der Zeitgeschichte haben. In meiner beruflichen Praxis lernte ich Josefine kennen, eine begnadete Brotsammlerin. In ihrer Nachttischlade deponierte sie stets mehrere Scheiben davon, als Sicherheit, falls sie Hunger verspürte. Sobald sich Schimmel bildete, tauschte ich mit ihr zusammen das verschimmelte gegen frisches Brot aus. Sie akzeptierte diesen Handel auf Augenhöhe, meist erlangte sie sogar eine Scheibe Brot mehr. Ja, Josefine konnte Geschäfte machen. Hätte das Betreuungspersonal das verschimmelte Brot einfach nur entsorgt, wäre sie sich bestohlen vorgekommen und ihr Vertrauen wäre verschwunden. Traumata, die in der Vergangenheit entstanden sind, wurden in dieser Generation selten mit psychologischer oder therapeutischer Hilfe behandelt. Man schwieg, verschwieg und funktionierte. All diese Erlebnisse können im hohen Alter wieder auftauchen.

Wir können die schrecklichen Erfahrungen dieser Generation nicht ungeschehen machen. Aber wir können Betroffene an der Hand nehmen, unser Mitgefühl zum Ausdruck bringen und sie jetzt mit Respekt und Würde behandeln.

Leuchttürme schaffen Perspektivenwechsel

—

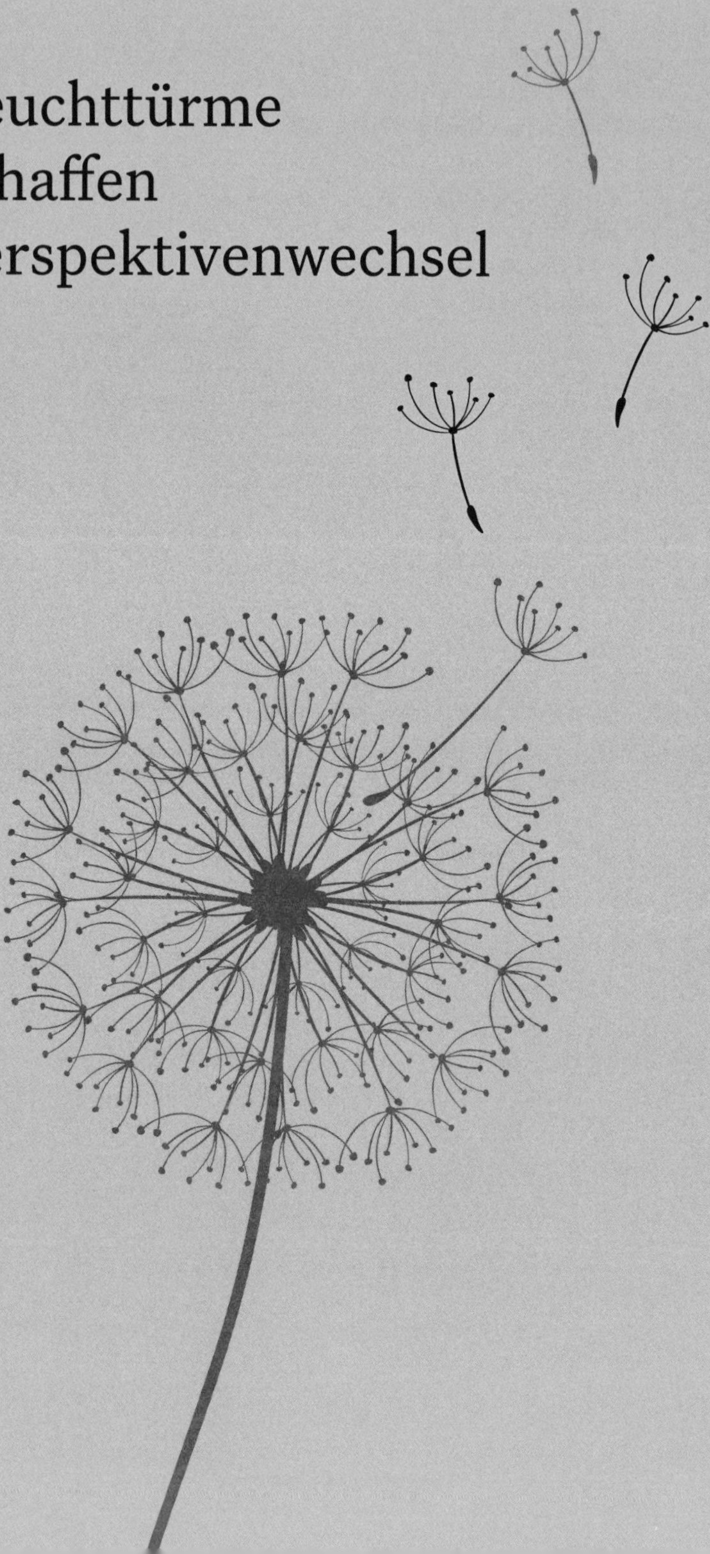

In die Innenwelten der Demenz einzutauchen, erfordert Wissen um die Veränderungen, die sich bei einem demenziellen Menschen vollziehen, sowie die Bereitschaft, zu lernen und Neues zuzulassen, obwohl es oft kognitiv nicht nachvollziehbar ist. Und es braucht viel Geduld und Demut. Oft erfordern die Begegnungen mit dem alten Menschen einen Rollenwechsel: Der weise, hochbetagte Mensch steht auf seiner Lebensbühne und inszeniert sein letztes Stück, um in Würde abtreten zu dürfen. Er führt Regie, wir sind das Publikum. Noch einmal werden wichtige Personen aus seinem Leben auf die Bühne geholt, im besten Fall, um sich mit ihnen zu versöhnen, ihnen zu verzeihen und sie anzunehmen. Wenn der Mensch seine Mutter noch einmal braucht, wird er nach ihr rufen und sie suchen. Sorgen um seine Kinder lassen ihn verzweifelt den Ausgang des Pflegeheims suchen. Seine lebenslange Position als fürsorglicher Brotverdiener veranlasst so manchen alten Menschen, seine Tasche zu packen, um „zur Arbeit“ zu gehen.

Der Umgang mit demenziell veränderten Menschen verlangt von uns, diese Zuschauerrolle anzunehmen und verschiedene Sichtweisen kennenzulernen. Um dies zu lernen, begann ich, viel zu lesen. Im folgenden Abschnitt möchte ich Ihnen einige Leuchttürme vorstellen, die meine Arbeit und Haltung geprägt haben und die als theoretische Basis für die Empfehlungen in diesem Buch gesehen werden können – allen voran die Validation nach Naomi Feil, die mit ihrer Methode den Umgang mit demenziell veränderten Menschen regelrecht revolutionierte.

Neben Naomi Feil haben auch Tom Kitwood, Udo Baer und Sabine Bode mein Tun und Verständnis geprägt und mir geholfen, mich fachlich weiterzuentwickeln. Diese Autoren und Autorinnen sind Sternschnuppen am Literaturhimmel zum Thema Veränderungen im Alter und Leuchttürme, die mir eine Richtung und einen Weg wiesen und deren Erkenntnisse mir zu einer Lebenseinstellung wurden. Dabei haben sie oft unterschiedliche

Zugänge zum Phänomen der Veränderung des Menschen im Alter. Sabine Bode betrachtet sie aus der Perspektive der Zeitgeschichte, Naomi Feil deutet das veränderte Verhalten im Zusammenhang mit ungelösten Erlebnissen aus der Vergangenheit. Udo Baer beleuchtet die Innenwelt der Demenz und nimmt Tom Kitwood mit seinem personenzentrierten Ansatz als einen seiner Wegweiser. Unterschiedliche Ausgangspunkte, differenzierte Betrachtungen, aber ein gemeinsames Zentrum: Der Mensch steht im Mittelpunkt, wird als Gesamtheit betrachtet und nicht auf seine kognitiven Schwächen reduziert. Seine Veränderung wird vielmehr als Chance gesehen: In Seelenkästen wird in dieser Lebensphase aufgeräumt, Verschüttetes wird wiederentdeckt, Gefühle wollen gefühlt werden, Erfahrungen und Geschichten wollen Spuren hinterlassen.

REDE MIT MIR IN MEINER SPRACHE: VALIDATION NACH NAOMI FEIL

Bevor Naomi Feil die Validation als Kommunikationsmethode und gleichzeitig als Grundhaltung einem Menschen gegenüber definierte und entwickelte, wandte sie das seit den 1960er-Jahren in Amerika sehr gebräuchliche sogenannte Realitäts-Orientierungs-Training (ROT) an. Diese Methode kam in den folgenden 20 Jahren nach Europa. Sie basiert auf einem 24-Stunden-Konzept, das Menschen, die sich in einer psychischen Extremsituation befinden, immer wieder an der Realität orientieren soll, sie korrigiert und nach Fakten fragt.

Meine Beobachtungen dazu zeigten mir, dass Menschen mit einer beginnenden kognitiven Veränderung diese klassischen Orientierungsstützen, die nach wie vor häufig in Seniorenheimen angewandt werden, grundsätzlich sehr gut annehmen. Dazu gehören Speisepläne, Kalender, jahreszeitliche Dekorationen sowie Sprichwörter und Bauernregeln, die Gänge und Zimmer schmücken. Diese Orientierungsmarker geben den Bewohnern und Bewohnerinnen Halt und Sicherheit. Werden die kognitiven Fähigkeiten allerdings schwächer, kann diese Methode

Gefühle von Scham und Verunsicherung auslösen, die die Betroffenen dazu veranlassen können, sich in ihre Innenwelt zurückzuziehen. Hier ist gute Beobachtung angezeigt: Tischkalender, in denen Angehörige Termine eintragen, können Verwirrung stiften, wenn die Einträge nicht mehr zugeordnet werden können. „Warum steht da Friseur?" „Wer ist die Elfriede?" In einer Lebensphase, in der das Gestern zum Heute wird, können diese gut gemeinten Hilfen auch Verwirrung, Angst oder Scham auslösen. Dazu kann ich ein Erlebnis mit einer alten Frau erzählen, die lachend in einem Seniorenheim auf die Osterhasendekoration zeigte und meinte: „Die sind ja alle verrückt. Jetzt haben wir Allerheiligen und die hängen Osterhasen auf!" In so einer Situation neigen viele Menschen dazu, die Frau in „unsere Realität" ziehen zu wollen und ihr „beweisen" zu wollen, dass jetzt Ostern ist. Das kann jedoch bei demenziell veränderten Menschen zu Verzweiflung, aber auch Trauer und Wut führen. Wenn Sie in der Welt der Frau bleiben, können Sie zum Beispiel fragen: „Allerheiligen? Was ist denn so wichtig an Allerheiligen?" Auf diese Weise können Sie die desorientierte Frau auf ihrem Weg begleiten, denn es hat einen Grund, dass für sie jetzt Allerheiligen ist.

Aufgrund ihrer Beobachtungen und Erfahrungen mit alten Menschen hat die amerikanische Sozialarbeiterin Naomi Feil die sogenannte Validation entwickelt. Das Wort Validation bedeutet „etwas für gültig erklären". Als Naomi Feil am Beginn ihrer beruflichen Arbeit mit den alten Menschen die ROT-Methode anwendete, merkte sie nach einiger Zeit, dass die ständige Orientierung an der Realität die alten Menschen eben auch verzweifelt und feindselig machen kann. Anders macht es die Validation. „Validation", so erläuterte Naomi Feil in einem Workshop in Österreich im Jahr 2016, „bedeutet nicht, vor einem Menschen zu gehen und ihn in eine Richtung zu ziehen. Nicht hinter ihm zu gehen und ihn zu drängen. Sondern auf gleicher Höhe zu gehen und das mit ihm zu teilen, was er mit uns teilen möchte. Und nicht das, wovon wir glauben, dass er es mit uns teilen sollte!"

Die Validation basiert auf dem Grundsatz, die Gefühle des anderen anzuerkennen und Vertrauen aufzubauen. Das bedeutet, den alten Menschen nicht anzulügen und nicht abzulenken, sondern ihn in seiner inneren Erlebniswelt zu besuchen, ohne den Anspruch zu erheben, ihn in meine eigene kognitive Außenwelt zu bringen, denn das funktioniert nicht mehr. Indem wir Vertrauen aufbauen, vermitteln wir dem Menschen Sicherheit, die das Selbstwertgefühl stärkt und Stress mindern kann. Durch Validation, so Naomi Feil, kann der desorientierte alte Mensch wieder seine Würde zurückgewinnen. Für sie ist es wichtig, dass die Signale des alten Menschen aufgefangen und in Worte gekleidet werden.

Grundprinzipien nach Naomi Feil

Naomi Feil hat elf Grundprinzipien der Validation definiert, die ich Ihnen im Laufe des Buches anhand wahrer Geschichten vermitteln möchte. Die daraus resultierende Grundhaltung besteht darin, dem alten Menschen mit Empathie und Akzeptanz auf seiner Wirklichkeitsstufe zu begegnen, in seinem Tempo und in seinem Rhythmus. Das verlangt von dem kognitiv kompetenten Menschen, seine Haltung zu ändern. Dabei ist es wichtig, die Emotionen des anderen zu sehen und zu spüren. Naomi Feil stützt sich neben zahlreichen Theoretikern auch auf das Lebensstufenmodell von Erik Erikson, das besagt, dass in den acht Stufen, die ein Mensch vom Säuglingsalter bis ins hohe Alter durchwandert, immer eine spezifische Aufgabe zu lösen sei. Naomi Feil ergänzt dieses Modell durch den Ansatz, dass diese ungelösten Aufgaben im hohen Alter, wenn die kognitiven Schranken fallen, zum Vorschein kommen können und der Mensch in eine Phase der Aufarbeitung kommt. Wenn diese ungelösten Aufgaben nicht mehr bearbeitet werden, kann das zur Folge haben, dass der Mensch in die Demenz abgleitet. Nach Naomi Feil kann Demenz nicht nur als eine hirnorganische Veränderung, sondern auch als eine Art Flucht vor Lebensthemen verstanden werden, denen sich der alte Mensch nicht mehr stellen kann.

Ein Lebensgerüst stürzt ein: die Geschichte von Berta

Folgende Geschichte, die schon viele Jahre zurückliegt, zeigt, wie sogenannte Lebenslügen als Gerüst für ein emotionales Überleben aufgebaut werden können. Berta lernte ich in einem Validationsseminar für ehrenamtliche Besuchsdienste kennen. Sie war um die 70 Jahre alt und zeigte sich als quirlige und aktive Person, die in ihrer Freizeit alte Menschen in Seniorenheimen besuchte. Am Ende des Seminartages schien sie in sich gekehrt und nachdenklich und bat mich um ein Gespräch. Sie begann, mir ihre Lebensgeschichte zu erzählen. Doch vorweg berichtete sie mir von ihrer Mutter, die 90-jährig in einem Seniorenheim wohnte und plötzlich von einem Tag auf den anderen in eine Demenz gestürzt war. Nach diesem Seminartag, so Berta, sehe sie diese plötzliche Veränderung ihrer Mutter eher als Flucht vor dem Leben und vor der Wahrheit. Und sie sei schuld, so Berta. Ihre Mutter sei im Krieg Funkerin gewesen und kurz in englische Gefangenschaft geraten. Als sie nach ihrer Entlassung am Bahnhof einer österreichischen Kleinstadt stand, um zu ihrer Mutter und zu ihrer jüngeren Schwester zu fahren, traf sie dort ihre ältere Schwester. Diese konfrontierte sie mit der bitteren Wahrheit, dass es kein Zuhause mehr gebe. Der Vater war verschollen, die Mutter und die Schwester hatten sich, nachdem sie von Soldaten vergewaltigt worden waren, in die Donau gestürzt und waren ertrunken. Heimatlos, ohne Familie blieb die knapp 20-Jährige in dieser Stadt, in der auch ihre Schwester ein neues Leben beginnen wollte. Die junge Frau lernte einen amerikanischen Besatzungssoldaten kennen, verliebte sich in ihn und wurde von ihm schwanger. Der junge Soldat zeigte sich über die Schwangerschaft erfreut und verkündete der jungen werdenden Mutter, dass er in die USA zurückkehren, alles für ein gemeinsames Leben vorbereiten und ihr dann eine Schiffsfahrkarte für sie und ihr gemeinsames Kind schicken werde. Berta kam neun Monate später auf die Welt und ihre Mutter wartete immer noch auf ein Lebenszeichen ihres Geliebten. Doch sie hörte nie wieder von ihm. Und so begann sie, ihren Schmerz hinter einer Geschichte zu verbergen, an die sie schließlich wohl selbst glaubte und die ihr vermutlich half, ihre Tränen zu weinen. Ihr Verlobter sei sicherlich verunglückt, sonst wäre sie schon längst in Amerika. Damit Berta einen Vater bekam, heiratete die Mutter einen Verehrer, ohne ihn wirklich zu lieben. Sie zeigte ihm sein ganzes Leben lang, dass er eigentlich die zweite Wahl war. In einem Streitgespräch zwischen ihrer Mutter und ihrem vermeintlichen Vater erfuhr Berta schließlich, dass er nicht ihr biologischer Vater war. Ihre Mutter gestand ihr daraufhin die Wahrheit über ihren amerikanischen Vater. Doch, so betonte Berta, als sie mir ihre Lebensgeschichte erzählte, war für sie der Ehemann ihrer Mutter immer ihr Vater gewesen. Sie liebte ihn, wie ein Kind seinen Vater liebt. Als Berta 50 Jahre alt war, machte sie eine Kur. Kuraufenthalte entpuppen sich oft als psychotherapeutische Abstecher, man vertraut sich Fremden an, in der Gewissheit, diese wahrscheinlich nie wieder zu sehen. Bei Berta war dies Anneliese, die ihrer Gesprächspartnerin das Rote Kreuz als Suchorganisation für Vermisste aus dem Zweiten Weltkrieg ans Herz legte. So machte sich Berta auf die Suche nach ihrem biologischen Vater. Nach einigen Monaten wurde sie fündig. Ihre Mutter hatte den Familiennamen aus Unwissenheit immer falsch geschrieben. Ein großer amerikanischer Bestattungsunternehmer schien der Volltreffer ihrer Suchaktion zu sein. Sie schrieb einen Brief an die Familie des Mannes, in dem sie fragte, ob dieser Mann früher in jener österreichischen Kleinstadt stationiert gewesen sei. Die Antwort der Familie samt Fotos ließ nicht lange auf sich warten. Leider sei der Vater schon tot, schrieb eines der vier Kinder, doch die

Sie flüchtete sich in kurzer Zeit in ein Vergessen, da die Wahrheit zu schmerzhaft war.

Mutter lebe noch. Berta äußerte gegenüber der amerikanischen Familie den Verdacht, dass sie ihre Halbschwester sei. Es folgte prompt eine Einladung in die USA. Dort angekommen, erfuhr sie schon bald die ganze Wahrheit über ihren Vater. Er war bereits verheiratet gewesen und Vater zweier Kinder, bevor er nach Österreich einberufen wurde. Nie hatte er wirklich vorgehabt, Bertas Mutter nach Amerika zu holen. Nach seiner Rückkehr aus Europa zeugte er mit seiner Frau noch zwei weitere Kinder.

Berta flog zurück, eilte zu ihrer Mutter ins Seniorenheim und erzählte der 90-jährigen Frau die Wahrheit über den amerikanischen Soldaten, der sie ja offensichtlich nie so geliebt hatte, wie sie immer wieder erzählt hatte und glauben wollte. Viele Tränen flossen und die alte Frau begann, sich binnen kürzester Zeit kognitiv völlig von dieser Welt zu verabschieden. Die Wahrheit über die verlorene Liebe war wohl zu schmerzhaft. Sie flüchtete innerhalb weniger Monate in ein Vergessen, das ihr half, den Schleier des Nichtwahrhabenwollens über ihre Lebensgeschichte zu legen. Die Mutter lebte noch einige Jahre, hüllte sich aber in Schweigen und erkannte auch ihre Tochter Berta nicht mehr, wenn sie sie im Seniorenheim besuchte.

Die Validationskrone

Validation wird gerne mit dem Symbol eines „Dreibeins“ veranschaulicht. Entfernt man ein Bein dieses Schemels, fällt das ganze Gebilde um. Noch treffender finde ich den Vergleich mit einem Stativ. Auf diesem Stativ fixiere ich meine Kamera, mit der ich zoomen, beobachten und ins Detail gehen kann. Ich sehe die Welt so, wie sie ist, oder so, wie sie nicht ist, und oft gelingt es mir, damit in die Innenwelt des alten Menschen zu sehen. Ein Teil dieses Stativs ist mein Wissen über Gerontologie und Validation, ein anderer Teil beschreibt die Techniken, die diese besondere Kommunikationsmethode prägen. Und das oberste Stück, auf dem meine Kamera, mein zweites oder mein wahres Auge gehalten wird, das ist meine Grundhaltung. Haltung ist mehr, als Gesetze und Gebote zu befolgen. Haltung ist ein Lebenskonzept, eine innere Wandlung, die sich im äußeren Tun zeigt. Diese Grundhaltung, die eine innere Einstellung ist, bezeichne ich gerne als Krone. Die Zacken dieses majestätischen Kopfschmucks sind Empathie, Akzeptanz und Kongruenz beziehungsweise Authentizität.

Empathie

Empathie bedeutet, mit einem anderen Menschen zu fühlen und seine momentanen Emotionen nachempfinden zu können. Es bedeutet nicht Mitgefühl und auch nicht Mitleid, sondern schlicht Einfühlungsvermögen – zu fühlen, was der oder die andere fühlt. Das ist leicht gesagt. Denn sich in den anderen hineinfühlen zu können, kognitiv und emotional, passiert nicht auf Knopfdruck. Es ist eine Kompetenz, die erworben werden muss. Empathisch zu handeln bedeutet, dass Sie in den anderen hineinschlüpfen, sehen, was Ihr Gegenüber sieht, und fühlen, was er oder sie fühlt. Wenn es uns gelingt, den Seelenmantel des anderen anzuziehen, aus seinen Augen zu schauen und seine Tränen zu spüren, dann können wir den Menschen, der verzweifelt seine Mutter, seinen Vater oder sein Kind sucht, nicht mit Kaffee und Kuchen ablenken.

Akzeptanz

Das veränderte Verhalten eines desorientierten alten Menschen löst bei Angehörigen und auch Pflegenden oft sehr schwierige und belastende Gefühle aus. Nahe Angehörige wie Kinder oder Enkelkinder haben keine einfache Aufgabe zu bewältigen, wenn die eigenen Eltern oder Großeltern, mit denen sie auf vielfache Weise verwoben sind, die sie lieben, mit denen sie Konflikte haben, die sie jedenfalls geprägt haben und die im eigenen Leben eine zentrale Rolle spielen und gespielt haben, sich so stark verändern und auf die gewohnte Art und Weise nicht mehr zugänglich sind. Diese Veränderungen anzuerkennen und den alten Menschen in seiner veränderten Identität anzunehmen und zu akzeptieren, ist für Angehörige ein oft sehr schmerzhafter und herausfordernder Prozess. Doch die Akzeptanz ist ein wichtiger Schlüssel, damit wir uns einen neuen Zugang bahnen können und dass wir ein neues Verständnis füreinander entwickeln können.

Seien Sie gewiss: Ein Mensch, der in einer demenziellen Veränderung ist, kann nicht überzeugt werden, dass sein Benehmen „falsch" und ein „Fehlverhalten" ist (so sieht ja der kognitiv fähige Mensch oft das Verhalten seines Gegenübers). Denn für Einsicht braucht es kognitive Fähigkeiten und diese sind in dieser Lebensphase eben oft schon schwach. Wenn Sie aber noch geistig fit sind, haben Sie selbst die Flexibilität und die Möglichkeit, Ihren Blickwinkel anzupassen und Ihre Kamera auf Ihrem Stativ zu schwenken. Sie können den demenziell veränderten Menschen nicht ändern. Wenn Sie sich aber selbst ändern und Ihr Verhalten anpassen, kann auch das Verhalten Ihres Gegenübers anders werden. Meine langjährige Erfahrung zeigt mir, dass in sechs bis acht Wochen bereits bedeutsame Veränderungen stattfinden können, vorausgesetzt, Sie sind bereit, sich den Seelenmantel des Gegenübers anzulegen und eine Grundhaltung der Validation zu entwickeln.

In den Begegnungen mit den alten Menschen habe ich eine andere Welt kennengelernt, ich nenne sie Innenwelt. Wenn die Realität in der Außenwelt unerträglich und manchmal auch bedrohlich wird, zieht sich der Mensch, auf der Suche nach seiner emotionalen Balance, in die Innenwelt zurück. Wenn wir den Menschen dann so annehmen, wie er ist, wird Stress abgebaut – und zwar auf beiden Seiten, bei dem Betroffenen ebenso wie bei uns selbst.

In den vielen Seminaren, Workshops und beim Unterrichten werde ich immer wieder mit kritischen und auch ablehnenden Stimmen konfrontiert. Viele Seminarteilnehmer und -teilnehmerinnen hoffen, dass sie durch den Besuch eines Validationsseminars den alten Menschen für sein „Fehlverhalten" einsichtig machen können und er oder sie sich dann ändert. Das wäre einfach, ist aber natürlich nicht so. Diejenigen, die sich in diesem Zusammenspiel gezielt und bewusst ändern können, sind wir selbst – kognitiv kompetente Menschen, die dem dementen Menschen begegnen.

Kongruenz und Authentizität

Wenn unser Inneres mit unserem Äußeren übereinstimmt und wir keine Show abliefern, wenn wir wir selbst bleiben und uns nicht verbiegen und verstellen, haben wir die Chance, dass uns unser Gegenüber ernst nimmt. Der alte Mensch selbst hat oft schon einige Sozialisationsschalen abgelegt. Etikette und gesellschaftlich aufgezwungene Verhaltensregeln lösen sich auf, gesellschaftlich geprägte Normen beginnen zu verblassen. Die gesellschaftlichen Hüllen fallen immer mehr, bis der nackte Mensch in seiner Weisheit übrig bleibt.

Der Professor in seiner nackten Wahrheit

Würdevoll schritt der Professor im Seniorenheim in seiner Nacktheit durch die Gänge. Groß und schlank, die Hände hinter dem Rücken verschränkt, wanderte er langsam und bedächtig. Tagein – tagaus. Einst war er Hochschulprofessor, angesehener Dozent im In- und Ausland, immer noch nannte man ihn Herr Professor. Doch jetzt gab es keinen Anzug und Krawatte und keine Dinnerpartys mehr. Mit grazilen Bewegungen nahm er sich das Essen von den Tellern anderer Bewohner und Bewohnerinnen. So lernte ich ihn bei einem Besuch dieses Heims kennen. Einer meiner Schüler veranstaltete dort eine Gruppenvalidation mit sechs Bewohnerinnen. Die Damen, alle über 80 und demenziell verändert, saßen mit dem Schüler und mir in einem Raum. Plötzlich schritt der

Herr Professor herein, nackt und aufrecht, würdevoll in seiner Nacktheit. Langsam holte er sich ein Stück Kuchen vom Teller einer Bewohnerin, wanderte durch den Raum, ohne auf uns zu achten und ohne uns zu sehen. Es war still im Zimmer. Alle betrachteten diesen nackten Mann. Plötzlich murmelte eine Frau zu ihrer Sitznachbarin: „Schau einmal, der hat ja nur einen Schlapfen an." Seine Nacktheit war kein Thema. Keine der Frauen nahm Anstoß an der Blöße des Mannes. Die Nacktheit war vollkommen und natürlich.

Alle Schichten fallen, Kleidungsstücke, Etikette, Manieren und Höflichkeitsfloskeln. Zum Schluss geht der Mensch oft zu seinem Ursprung zurück – zu seiner nackten Wahrheit.

Das Phasenmodell nach Naomi Feil

Jeder von uns erlebt in seinem Leben markante Abschnitte. Verletzungen im Elternhaus, Enttäuschungen in Beziehungen. Wir alle haben unterdrückte Sehnsüchte und Emotionen. Solange wir kognitiv kompetent sind, können wir, wenn wir uns darauf einlassen, diese schmerzhaft erlebten Momente be- und verarbeiten, indem wir uns damit auseinandersetzen, durch Reflexion und manchmal auch mithilfe professioneller therapeutischer Unterstützung. Oft leugnen wir aber diese seelischen Wunden und lenken uns ab. Doch die Verletzungen schlummern in uns wie in einer Art Dornröschenschlaf und warten nur darauf, wachgeküsst zu werden. Ab einem Alter von etwa 80 Jahren treten oft neue Veränderungen in unser Leben – häufig eine Lawine aus sozialen und körperlichen Verlusten: Der Partner stirbt, gesundheitliche Einschränkungen häufen sich, Rollen können nicht mehr gelebt werden, der Freundeskreis wird kleiner, das Gedächtnis wird schwächer. Verluste im Jetzt können die Erinnerung an Verluste aus dem Gestern wachrütteln. Zu den lebensgeschichtlichen Verlusten der Vergangenheit gesellen sich nicht selten traumatisierende Geschehnisse aus der Zeitgeschichte. Gerade jene Generation, die wir heute privat und auch im beruflichen Kontext als Bewohner und Bewohnerinnen von Alteneinrichtungen begleiten, haben zumeist in einer sehr prägenden Kriegs- und Nachkriegszeit gelebt.

Im hohen Alter geht es nun primär darum, alte Lebensaufgaben, die unerledigt, ungesehen und ungelebt geblieben sind, in irgendeiner Form zu erfüllen. Diese Zeit der Aufarbeitung teilt Naomi Feil in vier Phasen ein. Besonders zu Beginn des Stadiums der Aufarbeitung ist eine dogmatische und konsequente Einordnung des Verhaltens eines alten desorientierten Menschen in die einzelnen Phasen jedoch oft nicht eindeutig möglich und auch nicht zielführend. So schwanken Personen oft zwischen Phase 1 und Phase 2 hin und her. Oft sind Personen am Vormittag klar und orientiert und können in diesem Zustand Phase 1 zugeordnet werden, nachmittags oder gegen Abend hingegen eher der Phase 2, in der die Vergangenheit oft zur Gegenwart wird und die Betroffenen bereits verstorbene Menschen suchen oder „nach Hause" gehen wollen, obwohl sie zu Hause sind. Dafür gibt es verschiedene Erklärungsversuche. Manche Beobachtenden meinen, dass die Medikamente am Vormittag die Konzentration fördern und diese Wirkung allmählich im Lauf des Tages nachlässt. Oft wird auch vom „Sundowning-Phänomen" gesprochen, da die Betroffenen am Abend oft verstärkt agieren. Vielleicht liegt die Ursache auch in der Zeit- und Lebensgeschichte. Abends wird es finster und früher war dies die Zeit, in der die Familie nach Hause kam und noch bestimmte Dinge erledigte. Wenn Menschen mit Demenz in diesem Stadium kein Gefühl von „Daheim", von Schutz und Sinn spüren und erleben, versuchen sie oft instinktiv, diese Balance selbst wiederherzustellen.

Im hohen Alter geht es häufig um die Aufarbeitung unerledigter Lebensaufgaben.

Am Beginn einer demenziellen Veränderung brauchen Betroffene oft viel Sicherheit. Klare Strukturen und vertraute Abläufe können dabei sehr hilfreich sein. Darunter fallen beispielsweise feste Besuchstage, Badepläne oder fixe Sitzordnungen. Dabei wird ein inneres System von Sicherheit aufrechterhalten. Es gibt keine Überraschungen, die in der anfangs sehr bedrohlichen instabilen Phase innerlich überfordern würden. Wenn die Veränderung fortschreitet, dürfen der angebotene Betreuungsrahmen und die vorgegebenen Strukturen indes nicht zu rigide sein. Im Idealfall sollten sie das Gefühl hervorrufen, beschützt und gleichzeitig frei zu sein. Diese Balance erfordert vom Betreuungspersonal viel Feingefühl und Beobachtungsgabe.

Phase 1

Die Betroffenen sind mangelhaft orientiert, sie kommunizieren gut.

Die erste Phase ist für die betroffenen Menschen besonders schwierig. Sie spüren und erkennen ihre Veränderungen und versuchen alles, damit die Umwelt sie nicht bemerkt. Unter großer Anspannung kämpfen sie wie Ertrinkende ums Überleben. Für die Außenwelt scheinen sie nicht dement zu sein, meist gibt es auch noch keine Diagnose. Wenn sie etwas nicht wissen, lenken sie ab, beginnen, von etwas anderem zu sprechen, oder starten eine Gegenfrage.

Die Betroffenen scheinen in dieser Phase oft mit allem unzufrieden zu sein. Ein typisches Verhalten ist, andere des Diebstahls zu beschuldigen. Wichtig ist in diesem Stadium, dass Rituale und Kontinuität den Alltag bestimmen und sich so wenig wie möglich verändert. Jede Neuorganisation des Alltags wie veränderte Besuchszeiten oder Wohnraumgestaltung kann eine emotionale Bedrohung für diese Menschen darstellen. Das Leben beginnt zu zerfallen und der betroffene Mensch versucht, weiterhin die Kontrolle über sein Leben zu behalten.

—— Nähern Sie sich dem Menschen von der Seite und halten Sie ungefähr eine Armlänge Distanz. Dadurch kann der alte Mensch entscheiden, ob er sitzen bleibt oder aufsteht und geht. Er hat die Kontrolle über die Situation. Spüren Sie, welche Form der Nähe gut und akzeptabel für Ihr Gegenüber ist.

Vermeiden Sie ständigen Blickkontakt. Der betroffene Mensch hat in dieser Phase oft Angst, dass er „durchschaut" wird und seine Emotionen, vor allem seine Angst, erkannt werden. Schauen Sie daher immer wieder zur Seite und kehren Sie nur punktuell mit Ihrem Blick zurück.

Ein von Demenz betroffener Mensch möchte sich in dieser Phase auf andere verlassen können. Versuchen Sie nicht, ihn zu beruhigen, wenn er aufgeregt ist. Zeigen Sie ihm, dass seine Emotionen berechtigt sind. Und sagen Sie ihm mit gefestigter Stimme, dass Sie später wiederkommen. Verlassen Sie den Raum und geben Sie ihm Zeit, seine Emotionen leben zu können.

In diesem Lebensabschnitt versuchen Betroffene häufig alles, damit ihre Umwelt ihre beginnende Vergesslichkeit und Orientierungsschwäche nicht bemerkt. Bemerkungen über andere alte Menschen und deren Defizite („Schau, wie schlecht es der geht …") sollen oft von sich selbst ablenken.

Bei Wortfindungsstörungen versuchen Betroffene, die Sachverhalte zu umschreiben, und schützen sich mit Gegenfragen vor Fragen, die sie nicht beantworten können. Übertriebener Humor und barsche verbale Reaktionen sind ebenfalls typisch für dieses Stadium.

Phase 2

Die Betroffenen sind zeitlich desorientiert. Sie kommunizieren, leben aber meist in ihrer eigenen Realität.

In dieser Phase geben demenziell veränderte Menschen den Kampf um das Erhalten der Realität auf. Sie beugen sich dem Kontrollverlust. Auf den ersten Blick scheint es ihnen in diesem Stadium besser zu gehen: Ihre Muskulatur ist nicht mehr angespannt, ihre Bewegungen wirken wieder weicher. Doch gleichzeitig geht der kognitive Filter verloren, der bis jetzt noch geholfen hat, traumatische und beängstigende Erlebnisse von früher zu unterdrücken. Das Gestern wird damit zum Heute. Traumatische Erfahrungen wie Kriegserlebnisse, die bewusst und unbewusst im emotionalen Zentrum gespeichert sind, können wieder präsent werden. Die Wortfindungsstörungen nehmen zu. Um den Alltag zu meistern, ist Hilfe von außen notwendig. Das Suchen und das Wandern beginnen. „Nach Hause gehen", „die Kinder kommen von der Schule", „die Mutter braucht mich" sind übliche Äußerungen in dieser Phase. Auch die Sorge, eine Arbeit nicht rechtzeitig zu erledigen, kann ein Antrieb dafür sein, „heimgehen" zu wollen. In den Stall, aufs Feld und auch in die Schule gehen zu müssen, sind wiederkehrende Gedanken. Bei Männern beobachte ich vor allem zwei Themen immer wieder: zur Mutter zu gehen, wobei hier meistens die Ehefrau gemeint ist, die von dieser Generation häufig auch mit „Mutter" angesprochen wurde, und zur Arbeit zu gehen. Kinder sind für diese Männergeneration meist kein Thema; dies wird sich aber in Zukunft vermutlich ändern, da die Rollenbilder der heutigen Väter glücklicherweise ganz andere sind.

IN DER PRAXIS

—— Versuchen Sie nicht, Menschen in Phase 2, die sich auf die Wanderschaft gemacht haben, in diese für sie so befremdliche Realität zurückzuholen. Denn dann prallen zwei Welten aufeinander, sodass die Funken sprühen. Unverständnis regiert nun häufig die Welt des alten Menschen. Sprechen Sie stattdessen die Emotionen an: Hast du Heimweh? Machst du dir Sorgen um die Kinder? Fehlt dir die Mutter? Versuchen Sie nicht, zu „erklären", dass das Zuhause hier ist und nicht dort, die Kinder bereits in Rente sind und die Mutter schon seit Jahrzehnten tot ist. Dem anderen die Welt zu „erklären" ist in dieser Phase mehr als kontraproduktiv. Vielmehr geht es darum, die neue Realität zuzulassen und anzuerkennen.

Halten Sie Blickkontakt und durchbrechen Sie den „intimen Vorgarten". Diese Intimzone wird mit ungefähr einer Armlänge umschrieben. Diese Zone können wir kognitiv kompetente Menschen noch gut verteidigen; wir gehen einen Schritt zurück, sollte uns jemand unerwünscht und ungefragt zu nahe kommen. Gerade ab Phase 2 braucht der Mensch aber Nähe und nicht Distanz. Nähe kann Vertrauen und Verstehen vermitteln. Jetzt braucht der alte Mensch Verbundenheit und Vertrautheit und häufig auch Berührungen. Da zu sein und den Menschen zu halten, bedeutet oft mehr als Worte, die nicht mehr verstanden werden können. Ist der Mensch jedoch sehr aufgebracht und gerade mit schwierigen Emotionen wie Angst, Wut oder Trauer beschäftigt, befindet er sich in einer emotionalen Stresssituation. In diesem Fall kann es angebracht sein, ihn nicht zu berühren und stattdessen mit ihm zu gehen. Bei Stress werden Adrenalin und Cortisol ausgeschüttet, dadurch verändern sich Puls, Blutdruck und Atmung. Das Gehirn wird weniger durchblutet. Es kann passieren, dass die Person zu schwitzen beginnt. In dieser Situation hat es keinen Sinn, etwas zu erklären oder zu beschwichtigen. Kognitiv kann die Person nichts aufnehmen. Statt den verwirrten Menschen aufzufordern, sich zu setzen oder sich zu beruhigen, kann gemeinsames Gehen eine bessere Alternative darstellen, denn durch Bewegung werden Adrenalin und Cortisol abgebaut. Sprechen Sie dabei nicht zu viel, gehen Sie mit der betroffenen Person, in ihrem Rhythmus und in ihrem Tempo.

Phase 3

Sich wiederholende Bewegungen. Die Betroffenen kommunizieren noch, sind aber meist in sich gekehrt.

Die Welt der Worte verschwindet immer mehr. In Phase 3 schaffen Laute und Bewegungen Sicherheit. Oft sind wippende und schaukelnde Bewegungen zu beobachten oder schmatzende und saugende Geräusche. Dieses Schaukeln ist eine Urbewegung aus der Zeit, als der Embryo in seiner ersten Heimat war: im Mutterleib. Auch aus unserer Lebensgeschichte kennen wir vielleicht den Schaukelstuhl, die Hollywoodschaukel, die Wippe oder die Schaukel, die häufig für ein Gefühl von Geborgenheit stehen. Das Saugen am Handrücken kann das Nuckeln an der Mutterbrust imitieren. Der Mensch kehrt zu seinem Anfang zurück, dorthin, wo seine Welt noch in Ordnung war.

IN DER PRAXIS

—— Berührungen und Nähe sind jetzt wichtig. Musik ist ein hervorragendes Medium, um Angst zu reduzieren. Singen Sie mit dem desorientierten Menschen vertraute Lieder von früher. Fragen Sie nichts, Sie erhalten meist keine kognitiv korrekte Antwort. Wiegen und halten Sie den alten Menschen lieber, dadurch geben Sie ihm Geborgenheit.

In dieser Phase vollführen Betroffene oft wiederkehrende Bewegungen. Sie streichen oder wischen über den Tisch, immer wieder, mit viel Emotionen und Ausdauer. Es ist etwas Wichtiges, das hier geschieht. Wir wissen meist nicht, welche konkrete Bedeutung hinter diesem Tun steckt. Vielleicht war diese Bewegung ein Teil der täglichen Arbeit? Vielleicht geht es darum, Ordnung zu halten? Vielleicht werden imaginäre Dokumente geordnet oder Wäsche zusammengelegt? Fragen Sie nicht, sondern bestätigen Sie das Tun eventuell mit einer Frage: „So wichtig?“

Phase 4

Vegetieren. Die Betroffenen kommunizieren kaum, sind in sich zurückgezogen.

Der alte Mensch schlüpft in Phase 4 in seinen Kokon zurück und spinnt ein Netz um sein Inneres. Meist sind seine Augen zu, er hat die Tür zur Außenwelt fast geschlossen.

IN DER PRAXIS

—— Lassen Sie diese Stille zu, füllen Sie sie mit guten Gefühlen und Gedanken für den Menschen in dieser Phase.

Wenn Sie herausfinden können, ob es einen emotionalen Vornamen gibt, also einen Namen, den der alte Mensch in der Kindheit oder der Jugend im vertrauten Umfeld getragen hat, einen Spitznamen oder Kosenamen, können Sie versuchen, diesen jetzt zum Einsatz zu bringen.

Auch biografische Musik, verbunden mit bewusst ausgeführten, sanften Berührungen, kann eine Begegnung ermöglichen. Eine Begegnung, die auch in der Stille stattfinden kann.

Durch die regelmäßige Anwendung von Validation können Pflegende und Betreuende folgende Ziele erreichen:

- Betroffene Menschen können durch eine validierende Grundhaltung länger in ihrer vertrauten Umgebung bleiben.
- Ihr Selbstwertgefühl kehrt zurück.
- Stress reduziert sich.
- Das gelebte Leben kann angenommen werden.
- Die Betroffenen können sich mit früheren Konflikten auseinandersetzen.
- Chemische und physische Zwangsmittel können reduziert werden.
- Die Kommunikation mit den Menschen und ihre Mobilität verbessern sich.
- Der Rückzug in eine Phase des Vegetierens kann verhindert werden.
- Pflegende können wieder mehr Freude und Energie in der Betreuung erleben.
- Familien werden in der Kommunikation mit ihren desorientierten Angehörigen unterstützt.

Alltagsgeschichten, die aus einer anderen Perspektive beleuchtet werden, können helfen, unsere eigenen Geschichten aus einem alternativen Blickwinkel zu sehen. Folgende Geschichte, die ich ganz am Anfang meiner Validationsausbildung erfahren durfte, hat sich in meinem Gedächtnis verewigt, weil sie stellvertretend für Erlebnisse im täglichen Leben sein kann. Ereignisse, die uns erst bei einem Perspektivenwechsel den tieferen Sinn zeigen können.

Verbotene Rosen

Gleich mehrere Prinzipien zeigen sich in der folgenden Geschichte, in der keine Kenntnis der Prinzipien der Validation vorhanden war. So nahm alles seinen traurigen Lauf.

Eine alte Dame über 80 Jahre, deren einzige Bezugsperson eine Nichte war, lebte in einem Mehrparteienhaus. Vor dem Hauseingang gab es eine Abstellfläche für Fahrräder. Die begeisterte Gärtnerin ließ von einer Firma auf diesem Platz Erde anschütten und begann, dort Rosen zu pflanzen. Sie schuf mit diesem kleinen Rosenbeet etwas, das ihr wieder einen Sinn gab. Den anderen Mietern und Mieterinnen gefiel diese Oase aber ganz und gar nicht. Sie verständigten die Hausverwaltung, woraufhin die Blumen herausgerissen und der Platz für Räder wiederhergestellt wurde. Wie reagierte die alte Dame auf diesen Verlust? Sie beklagte sich bei ihrer Nichte, dass der Wohnungsnachbar die ganze Nacht über gegen ihre Wand klopfen und ihren Schlaf stören würde. Die Verwandte versuchte, ihrer verwirrten und gekränkten Tante zu erklären, dass es keinen Wohnungsnachbar gebe, da sie die letzte Mieterin am Gang sei. Die beiden diskutierten und schrien sich an, bis die Situation schließlich eskalierte. Die alte Frau wurde in eine psychiatrische Klinik eingewiesen, mit einer Vielzahl an Medikamenten versorgt und anschließend in ein Seniorenheim gebracht, wo sie kürzeste Zeit später verstarb.

Eine validierende Grundhaltung verhilft alten Menschen oft zu einem erfüllteren Leben.

Was hätte man mit dem Wissen um Naomi Feils Prinzipien der Validation anders machen können? Vielleicht hätte ein Perspektivenwechsel geholfen? Dem Wunsch, etwas zu tun, eine grüne Oase zu hegen und zu pflegen, hätte man möglicherweise mit der Errichtung eines Hochbeets begegnen können. Wäre die Nichte der alten Dame mit einer validierenden Grundhaltung begegnet und hätte sie ihr Bedürfnis erkannt, hätte die Frau vielleicht länger in ihrer vertrauten Umgebung leben können. In der Folge hätte man möglicherweise chemische Zwangsmittel und die Einweisung in die Psychiatrie vermeiden können. Vielleicht hätte die alte Dame dann einen erfüllteren Lebensabend verbringen können.

Symbole verstehen

Symbole haben eines gemeinsam: Sie können Repräsentanten für etwas Wichtiges aus der Vergangenheit sein. Als Symbole kommen Gegenstände, Personen oder Handlungen infrage. Häufig dienen sie als Platzhalter für etwas oder jemanden aus der Lebensgeschichte.

Diese Symbole können für den alten Menschen in seinem Stadium der Aufarbeitung eine wichtige Funktion erfüllen. Bei der Pflege und Betreuung des alten Menschen sind wir aufgefordert, diese Wichtigkeit zu erkennen, ohne den Anspruch zu erheben, zu wissen, was konkret dahintersteckt. Eine vorsichtige und achtsame Betrachtung und keinesfalls eine rigorose Interpretation kann helfen, das Verhalten des alten Menschen dabei aus einem anderen Blickwinkel wahrzunehmen.

Je mehr die Demenz fortschreitet und je mehr die Sprache verloren geht, desto größer kann die Bedeutung von Symbolen werden. Mithilfe dieser Symbole kann der veränderte Mensch bestimmte Erlebnisse noch einmal erleben und sie in dieser Person, in diesem Gegenstand oder in dieser Handlung im Jetzt erfahren.

Doch wie erkennen wir, ob es sich um ein Symbol handelt? Der Gegenstand, die Handlung oder die Person aus der Gegenwart hat über einen längeren Zeitraum eine besondere Bedeutung. Sie ist stark mit Emotionen belegt. Der alte desorientierte Mensch kann in diesem Gegenstand, der Person oder der Handlung etwas aus der Vergangenheit spüren oder erleben. Er unterscheidet oft nicht mehr zwischen Traum, Realität und Wunsch, sondern lebt und erlebt zum Beispiel sein über alles geliebtes Kind in einer Decke, die er liebevoll schaukelt.

Ein Beispiel soll diese Merkmale verdeutlichen. Wer mich aus dem Validationsunterricht kennt, weiß, dass ich die Begrüßung, Verabschiedung und die Pausen gerne mit dem Ton meiner Klangschale, die mich schon jahrelang begleitet, beginne. Gehen wir jetzt in die Zukunft und nehmen wir an, ich lebe demenziell verändert in einem Seniorenheim und es gibt ein Kompott als Nachspeise, serviert in einer kleinen Schüssel, die mich auf einer emotionalen Ebene an meine Klangschale erinnert. Sie erinnert mich somit auch an meine aktive, lebendige Zeit, wo ich nur so durch das Leben sauste. Ich nehme diese Kompottschüssel, also einen Gegenstand aus dem Jetzt, mit aufs Zimmer, streichle sie, lächle sie an, kämpfe um sie und gebe sie nicht mehr her. Sie wird für mich also über einen längeren Zeitraum zu einem Gegenstand, der mit starken Emotionen belegt ist. In so einer Situation ist es wichtig, dem alten Menschen das Symbol nicht wegzunehmen. Er braucht es in der Phase der Aufarbeitung, um Gefühle von früher wieder erleben zu können, um sein seelisches Gleichgewicht wiederzufinden. Hüten Sie sich aber vor allzu einfachen Interpretationen dieser Symbole. Wir können oft nur vermuten, welche Bedeutung dahintersteckt. Der Perspektivenwechsel jedenfalls kann helfen, ein Verhalten anders zu betrachten.

Ich werde Ihnen in den vielen Geschichten, die ich in diesem Buch erzähle, immer wieder Symbole vorstellen und Möglichkeiten ihrer Deutung anbieten, um diesen Perspektivenwechsel in Ihrem Blick auf den demenziell veränderten Menschen zu unterstützen. Folgende Symbole kommen bei älteren Menschen häufig vor.

Personen

Oft passiert es, dass der demenziell veränderte Mensch die eigenen Kinder für Geschwister oder andere nahe Personen hält. Sie werden dann repräsentativ für diese Personen. In dieser Situation ist es empfehlenswert, die

Mutter oder den Vater dabei nicht zu korrigieren, auch wenn dies für Sohn oder Tochter schwierig ist. Vielmehr hilft es, wenn die „vermeintliche Schwester" auf das Gefühl des alten Menschen eingeht: „Ist es schön, wenn deine Schwester da ist?" oder: „Fehlt dir deine Schwester?". Denn in diesem Moment geht es möglicherweise genau darum, dass die Anwesenheit dieser Person auf einer emotionalen Ebene noch einmal durchlebt werden kann.

Die Handtasche

Wenn die Handtasche unentbehrlich wird, die Betroffene ohne die Tasche nicht mehr das Zimmer verlässt und die Tasche auch ins Badezimmer und auf die Toilette mitnimmt, ist diese Handtasche sehr wichtig. Sie kann für Identität stehen oder auch Weiblichkeit symbolisieren.

Stock, Geldbeutel und Hut

Diese Symbole können symbolisch für Männlichkeit stehen. Für die alten Menschen ist es dabei meist wichtig, diese Utensilien in Griffweite oder bei sich zu haben. Die Symbole können auch Selbstständigkeit, Arbeit und Verantwortung ausdrücken.

Schlüssel

Ein Schlüssel kann Freiheit oder den Wunsch danach symbolisieren. Wenn desorientierte Menschen in eine Betreuungseinrichtung übersiedeln müssen, kann auch die Auseinandersetzung mit dem Verlust des vertrauten Zuhauses in engem Zusammenhang mit dem Auftreten des Schlüsselsymbols stehen.

Essen

Oft beklagen sich alte Menschen, dass das Essen nicht schmeckt, oder sie fürchten, es könne verdorben oder vergiftet sein. Das Erleben von Liebe, Fürsorge und Zuneigung wird oft über Nahrungssymbole ausgedrückt. Nicht schmackhaftes oder fehlendes Essen kann daher symbolisch für nicht erlebte Liebe und Fürsorge verstanden werden.

Kleidung

Viele demenziell veränderte Menschen beklagen sich darüber, dass ihre Kleidung gestohlen oder beschädigt wurde. Diese Beschwerden können als Symbole für den Verlust der eigenen Persönlichkeit stehen.

Hilfreiche Techniken aus der Validation

Ich möchte Ihnen nun einige Techniken vorstellen, die helfen, im Sinne der Validation nach Naomi Feil mit demenziell veränderten Menschen in Kontakt zu treten.

Das Zentrieren

In der Validation nach Naomi Feil steht das Zentrieren am Anfang unserer Begegnung mit dem demenziell veränderten Menschen. Es ist das Ziel, die eigene innere Mitte zu finden, um festen Boden unter den Füßen zu haben. Das Zentrieren hilft uns, in eine akzeptierende Haltung zu gelangen, in der wir das Gegenüber nicht bewerten und seine Handlungen nicht verurteilen.

Ich habe diese Zentrierübungen am Beginn meiner Ausbildung nicht sehr ernst genommen. Ich konnte mir nicht vorstellen, dass Atem- und Visualisierungsübungen in meiner Arbeit hilfreich sein könnten. Doch je mehr ich diese Technik dennoch anwandte, begann ich zu verstehen beziehungsweise zu spüren, was sie mir ermöglicht.

Es geschah an einem Morgen im Seniorenheim, in dem ich tätig war. Ich bin Alleinerzieherin von drei Kindern. Die Zwillinge waren gerade im Volksschulalter, der älteste Sohn 13 Jahre alt. Da meine Dienste schon vor sieben Uhr anfingen, waren meine Kinder in der Früh allein. Meine Gedanken begannen häufig zu rasen: Hoffentlich vergessen sie nicht zuzusperren, hoffentlich lassen sie den Hund nicht hinaus … Es war eine endlose Gedankenspirale, die mit „hoffentlich“ begann. Mit diesem Gedankenkarussell im Kopf betrat ich das Zimmer eines Bewohners und begrüßte ihn mit „Guten Morgen“. Seine Reaktion: ein Hitlergruß mit ausgestrecktem rechtem Arm. „Woher weiß er, dass ich Jüdin bin?“, war mein erster Gedanke. Ich fühlte mich angegriffen und war aufgebracht. Wie kam ich dazu, so eine Grenzüberschreitung über mich ergehen zu lassen?

Sie sehen, was in dieser Situation passiert ist: Ich betrat das Zimmer mit meiner religiösen Identität und war dadurch eine mögliche Zielscheibe. Meine Aufmerksamkeit befand sich in keiner Weise beim gegenwärtigen Moment, vielmehr war ich in meinen persönlichen Sorgen gefangen und in meinen schwierigen Emotionen verstrickt. Der Bewohner wusste nichts über mich und meine Religion. Er hatte willkürlich unterschiedliche Pflegepersonen auf eben diese Art „begrüßt“. Es war seine Geschichte, nicht meine, die er damit zum Ausdruck brachte.

Wenn ich zentriert bin, kann ich seine Geschichte bei ihm lassen. Dann entscheide ich, worauf ich meine Aufmerksamkeit lenke und welchen Ausdruck ich meiner Verunsicherung oder meinem Ärger geben möchte. Ein irritierendes Verhalten meines Gegenübers wird damit nicht automatisch zur Irritation für mich. Das Zentrieren hilft mir, mich im gegenwärtigen Moment zu verankern und mit festem Stand und wachem Geist auf mein Gegenüber zu reagieren.

Zentrieren in der Validation nach Naomi Feil bedeutet, eine Aktion oder Reaktion meines Gegenübers wahrzunehmen, aber sie im Moment der Begegnung nicht zu bewerten oder zu verurteilen. Dabei können wir unseren Körper und die Kraft unseres Geistes zu Hilfe nehmen. Dies zu erlernen, bedarf allerdings einiger Übung und Geduld. Das Zentrieren kann sehr hilfreich dabei sein, den Raum zwischen einer fordernden Situation und unserer Reaktion darauf zu vergrößern und damit unseren Handlungsspielraum zu erweitern.

Es gibt eine große Vielfalt an Wegen, wie Sie die Fähigkeit, sich zu zentrieren, erlernen und einüben können. Eine davon ist, einen Ort, an dem Sie sich wohl und sicher fühlen, zu visualisieren und dieses Gefühl der Sicherheit anschließend in Ihrem Körper zu verankern. Verinnerlichen Sie den Geruch dieses Orts, begeben Sie sich gedanklich ganz dorthin. Was mögen Sie an dieser besonderen Stelle? Was sehen Sie dort? Welche Kraft und Energie schöpfen Sie aus diesem Ort? Das gewonnene Gefühl von Sicherheit und Kraft können Sie im Anschluss in Ihrem Körper verankern. Durch eine Berührung am Daumen, am Handgelenk oder an einer anderen Stelle Ihres Körpers. Dieser Punkt kann so zu Ihrem Zentrierpunkt werden, damit Sie in Akutsituationen Ihren Körper rasch daran erinnern und sich erden können.

Die folgende Anleitung ist als Einladung zu verstehen, innerlich ein Bild Ihres persönlichen Wohlfühl- und Kraftorts zu entwickeln, der Ihnen ermöglichen soll, aus der Kraft Ihrer Mitte zu handeln. Wandeln Sie die Übung gerne ab, um sie für sich passend zu machen. Praktizieren Sie die Übung möglichst jeden Tag, damit sich Körper und Geist daran gewöhnen.

Übung:
Einen sicheren Ort visualisieren und im Körper verankern

Begeben Sie sich zu Hause an einen ruhigen, sicheren und geschützten Platz und sorgen Sie dafür, dass Sie in den nächsten zehn bis 15 Minuten nicht gestört werden. Gestalten Sie diesen Platz möglichst so, dass Sie sich dort entspannt niederlassen können. Wenn es die Temperatur erforderlich macht, legen Sie eine Decke bereit, um sich zuzudecken, falls Ihnen kalt werden sollte. Nehmen Sie eine bequeme Haltung im Sitzen oder im Liegen ein und versuchen Sie, Ihren Körper, so gut es geht, zu entspannen. Nun möchte ich Sie zu einer kleinen Reise einladen:

Wenn es Ihnen angenehm ist, können Sie Ihre Augen schließen. Nehmen Sie ein paar tiefe Atemzüge. Vielleicht können Sie spüren, wie Sie bei jedem Einatmen Ihren Körper mit Sauerstoff und Energie versorgen und mit jedem Ausatmen Spannung aus ihren Muskeln weicht.

Ich lade Sie nun ein, sich einen Ort vorzustellen, an dem Sie sich besonders wohlfühlen. Einen Ort der Sicherheit und der Kraft, einen Ort, an dem Sie sich willkommen fühlen. Das kann ein Ort bei Ihnen zu Hause sein, ein besonderer Platz in einem Zimmer oder aber ein Ort draußen in der Natur. Im Wald, auf einer blühenden Sommerwiese, an einem klaren Bergsee oder vielleicht an einem besonderen Strand am Meer. Der Ort kann real sein oder nur in Ihrer Fantasie existieren. Es kann ebenso gut ein funkelnder Stern im Weltall oder Ihr Lieblingsfauteuil in Ihrem Wohnzimmer sein.

Lassen Sie sich nun an diesem sicheren Ort nieder und versuchen Sie, so viele Details wie möglich vor Ihrem geistigen Auge wahrzunehmen.

- Was macht diesen Ort zu Ihrem Lieblingsplatz?
- Was gibt es dort zu sehen?
- Was hören Sie?
- Wie riecht es an diesem Ort?
- Wie fühlt sich der Boden unter Ihren Füßen an?
- Und die Luft, die Sie umgibt?
- Wie spüren Sie sich selbst an, wenn Sie an diesem Ort sind?
- Was spüren Sie in Ihrem Körper?
- Welche Energie nehmen Sie wahr?

Vielleicht können Sie die schützende und kraftvolle Energie, die dort herrscht, mit ein paar tiefen Atemzügen in sich aufnehmen und sich mit einem Gefühl von Sicherheit, Gelassenheit und Wohlbefinden verbinden. Nehmen Sie sich noch einige Atemzüge Zeit, um an diesem sicheren und kraftvollen Ort zu verweilen und ihn zu genießen.

Verankern Sie nun dieses Gefühl der Vertrautheit und der Sicherheit in Ihrem Körper, indem Sie Ihren Körper an einer Stelle berühren. Um diese Verbindung herzustellen, können Sie folgende Verankerungstechnik aus der Kinesiologie anwenden: Ihre Aufmerksamkeit weilt immer noch bei Ihrem Gefühl der Stärke und der Sicherheit, das Ihnen dieser Lieblingsort vermittelt. Gleichzeitig pressen Sie nun den Daumen der rechten Hand in die Handinnenfläche der linken Hand und gleichzeitig den rechten Zeigefinger auf den Handrücken der linken Hand. Es braucht nach meiner Erfahrung und Berichten von anderen Übenden zufolge ungefähr acht Tage, um den Körper auf diese Art zu „programmieren".

Weiten Sie nun wieder Ihre Aufmerksamkeit, nehmen Sie Ihre Umgebung wahr, spüren Sie Ihre Hände und die Füße, öffnen Sie behutsam Ihre Augen und kommen Sie dann in Ihrem Tempo wieder langsam zurück in Ihren Alltag.

Je öfter Sie diese Übung machen, desto vertrauter wird Ihnen dieser Zustand der Sicherheit und der Zentrierung werden. Wann immer Sie jetzt mit einem alten Menschen in Kontakt treten, atmen Sie zuvor noch einmal bewusst ein und aus, visualisieren Sie Ihren Lieblingsort und aktivieren Sie vorher Ihren Zentrierpunkt.

Viele Wege führen nach Rom

Wichtig ist, dass Sie Ihre eigene und für sich selbst passende und stimmige Form der Zentrierung finden und in sich verankern. Achtsamkeitsübungen, die auf den Atem fokussieren, können dabei ebenso hilfreich sein wie das Spüren der Fußsohlen oder eben die Visualisierung eines sicheren Ortes. Manche Menschen können Geräusche und Klänge gut nutzen, um sich zu zentrieren, andere stellen sich gerne eine schützende und kräftigende Farbe vor. Experimentieren Sie mit den verschiedenen Methoden und finden Sie jene, die für Sie am hilfreichsten ist. Jeder Mensch ist verschieden und ebenso vielfältig sind auch die Methoden, die zu uns passen.

Auch Angehörigen, die Menschen mit Demenz zu Hause pflegen, empfehle ich: Zentrieren Sie sich, bevor

Sie in ein Gespräch, in eine Begegnung mit Ihrem Angehörigen gehen. Übungen und Praktiken, die Ihnen helfen, in Ihre Mitte zu kommen oder in ihr zu bleiben, können auch in vielen anderen herausfordernden Situationen enorm hilfreich sein und Ihre innere Balance unterstützen.

Beobachten und Wahrnehmen

Die zweite Vorbereitung auf eine Interaktion ist das Beobachten. Scannen Sie den Körper Ihres Gegenübers: Wie sitzt die Person da? Wie ist die Mimik? Welche Emotion strahlt sie aus? Wut? Angst? Freude? Trauer?

Oft sind wir versucht, Personen, die in einem emotionalen Tief verstrickt sind, aufzuheitern oder aufzumuntern. Versuchen Sie, dieser Versuchung zu widerstehen, und bleiben Sie bei dem alten Menschen. Nehmen Sie ihn wahr, wie er ist. Wie ist seine Körperhaltung, sein Blick? Übernehmen Sie nun diese Körperhaltung und die entsprechende Emotion, die Sie bei Ihrem Gegenüber wahrnehmen. Gehen Sie zum Beispiel bei Trauer langsam heran, bei Freude mit einem strahlenden Gesicht, bei Wut mit einer flotten Gangart und einer festen Stimme. Sie kalibrieren nun, Sie stellen sich auf den anderen ein. In diesem Moment beginnen bereits Kommunikation und Begegnung. Ich zeige meinem Gegenüber, dass ich ihn oder sie wahrnehme.

Alltagserprobte Fragetechniken für Phase 1

Es gibt in der Validation mehrere Fragetechniken, die Vertrauen aufbauen können, den Menschen das Gefühl geben, gehört zu werden, und uns mit ihnen in Kontakt treten lassen.

Wiederholen: Indem Sie eine Aussage oder einen Teil davon wiederholen, fühlt sich der alte Mensch verstanden und gehört. Dadurch bauen Sie Vertrauen auf. Schreit der alte Mensch beispielsweise „Jetzt ist mir mein Geld gestohlen worden!“, wiederholen Sie mit gefestigter

Stimme: „Was, das Geld ist weg?“. Damit geben Sie der Person das Gefühl, verstanden zu werden. Oder: „Das Essen ist ungenießbar!“ Eine mögliche Reaktion wäre die Frage: „Ungenießbar?“ Die Wiederholung kann der Beginn eines Dialogs werden, bei dem der alte Mensch nicht das Gefühl hat, belehrt und zurechtgewiesen, sondern gehört und wahrgenommen zu werden.

Offene Fragen: Wo? Wie? Wer? Diese Fragen eignen sich sehr gut, wenn Menschen in Phase 1 glauben, bestohlen worden zu sein. In dieser Situation schlüpfe ich in die Rolle eines Detektivs und stelle sachliche Fragen: Wo war der Ring? Wie schaut er aus? Eine sehr wichtige Frage bei diesen Diebstahlsgeschichten ist: Von wem hast du den Ring? Denn oft ist die Person, die diesen Gegenstand geschenkt hat, diejenige, die gestohlen wurde. Doch gerade am Beginn einer Veränderung kann der alte Mensch keine oder nur wenige Emotionen zulassen, denn sonst würde ja die Kontrolle verloren gehen. Das Wort „wie“ kann einen Spalt in die Seelenkammer freigeben, ohne dass der Mensch, der ja um seine Kontrolle kämpft, sein emotionales Innenleben entblößen muss. Wie hast du das geschafft? Diese Fragetechnik ist oft hilfreich, da Emotionen dann ausgedrückt werden können, wenn mein Gegenüber dazu bereit ist.

Vermeiden Sie Fragen mit „warum“, „wieso“ oder „weshalb“, denn damit fordern Sie eine Erklärung oder Rechtfertigung, was die Situation oft verschlimmert. Um darauf zu antworten, bedarf es außerdem einer kognitiven Leistung, die der alte Mensch oft nicht mehr vollbringen kann.

Extremfrage: Superlativfragen wie „Was war am schwersten?“ oder: „Was war am schönsten?“ helfen dem Menschen, auf seine emotionale Spitze zu klettern, um nach rückwärts schauen zu können. Hier öffnet sich eine Möglichkeit, sein Inneres zu zeigen. Zu dieser Technik gehört auch die Frage nach der Häufigkeit: „Passiert das immer?“ oder: „Passiert das häufiger?“.

Erinnerungstechnik: Mit der Frage „Wie war das früher?" können Strategien von früher aufgesucht werden. Die Technik ermöglicht es, die Tür zu den Seelenräumen noch eine Spur weiter zu öffnen.

Wichtig ist, dass Sie den Rhythmus und das Tempo Ihres Gegenübers zu Ihrem machen. Tanzen Sie bildlich gesprochen mit ihm. Ich nenne diesen Tanz gerne Validationstango. Nicht ich führe diesen emotionalen Ausdruckstanz an, sondern ich lasse mich führen.

Alltagserprobte Techniken für Phase 2

In dieser Phase gibt der alte Mensch den Kampf um die Kontrolle auf. Betroffene lassen mehr Nähe und auch Berührungen zu. Auch der Blickkontakt wird häufiger und intensiver. Menschen in Phase 2 tanzen und springen bereits auf zwei verschiedenen Eisschollen: Gegenwart und Vergangenheit. Jetzt heißt es mitzutanzen!

Das Wiederholen von Schlüsselwörtern ruft das Gefühl hervor, verstanden zu werden. Schlüsselwörter sind bedeutsame Wörter, die meist mit einem anderen Ton, einer der Emotion angepassten Mimik und Körperhaltung ausgedrückt werden. Bei einem wichtigen Wort verändert sich die Stimmlage, sie wird entweder tiefer oder höher. Die physischen Merkmale unterstützen die Wichtigkeit des Wortes. Wenn in dem Satz „Ich muss nach Hause, meine Kinder kommen von der Schule!" die Betonung auf „Kinder" liegt, ist dieser Begriff emotional besetzt und dadurch ein Zugangswort für ein tieferes Geschehen. Eine alte Frau sucht verzweifelt ihre Mutter und sagt: „Ich muss nach Hause, meine Mutter ist krank!" Hier liegt der emotionale Schwerpunkt auf „Mutter" und folgende Antwortmöglichkeit wäre passend: „Die Mutter!" – mit demselben Ausdruck in Gesicht und Stimme. Allein durch die Wiederholung des Schlüsselwortes kann bereits eine Brücke zu dem Menschen entstehen.

Offene Fragen können in dieser Phase bereits zu kognitiv sein. Fragen Sie nicht nach dem Alter der Kinder oder nach den Namen der Geschwister. Diese Fragen können Betroffene zusätzlich verwirren. Gehen Sie mehr auf das Gefühl ein: Wie sind denn die Eltern? Passen Sie sich der Zeitebene an. Wenn die Eltern für den alten Menschen noch leben, dann bleiben auch Sie in dieser Gegenwart. Wie sind die Kinder? Diese Frage eröffnet einen größeren Raum für die Emotionen.

Extremfrage: Auch in Phase 2 können diese Fragen hilfreich sein. „Was ist das Schönste mit der Mama?“ Auf diese Art können die Betroffenen noch mehr Gefühle leben. Es kann passieren, dass Tränen fließen, aber diese Tränen können vielleicht die Seelenfenster des Betroffenen reinigen.

Sprechen Sie die Gefühle direkt an: „Fehlen die Eltern?“ oder: „Machst du dir Sorgen?“ Daraufhin kann es zu einer Art Befreiung kommen. Das Korsett, das den alten Menschen hindert, seine Gefühle zu spüren, kann gesprengt werden.

Musik: Mit einem passenden Lied können Betroffene einen weiteren Kanal finden, um Gefühle leben zu können. Bei der Sehnsucht nach der Mutter singe und summe ich gerne ein Wiegen- und Schlaflied, zum Beispiel „Guten Abend, gute Nacht“. Fehlen die Kinder, verwende ich „Hänschen klein“. Vermisst eine Person den Partner oder die Partnerin, singe ich beispielsweise „Marmor, Stein und Eisen bricht“. Sucht ein alter Mensch seinen Vater, den er aufgrund von lebens- und zeitgeschichtlichen Umständen nie kennenlernen durfte, kann ich Volkslieder eher mit einer autoritären und gefestigten Stimme singen, entsprechend dem damaligen Bild eines Vaters.

Alltagserprobte Techniken für Phase 3

Die verbale Kommunikation verliert in Phase 3 an Bedeutung. Hingegen wird es in diesem Stadium wichtig, sich in den anderen hineinzuspüren. Ab dieser Phase löst die nonverbale Kommunikation die Worte ab. Mehr Pausen, verankerte Berührungen, die eine besondere Technik in der Validation sind und erlernt werden können, werden zentral beim Umgang mit den Betroffenen. Dabei ist eine Technik besonders wichtig: das „Spiegeln“. Um mein Gegenüber zu spiegeln, muss ich mich entsprechend vorbereiten. Am Anfang steht das Zentrieren. Dann beobachte ich mein Gegenüber, seine Körperhaltung, Mimik, Atmung. Zum Schluss kalibriere ich, übernehme also seinen Rhythmus, seine Handlung und seine Laute. Ich mache die Bewegungen – sei es ein Wischen auf dem Tisch oder ein Klopfen auf dem Oberschenkel – im selben Tempo und mit derselben Wichtigkeit mit. So trete ich in den Fluss meines Gegenübers ein und kann mit ihm mitschwingen. Musik oder – wenn erwünscht – Gebete sind in dieser Phase ebenfalls Kanäle, um Emotionen fließen und somit leben zu lassen.

Alltagserprobte Techniken für Phase 4

Naomi Feil empfiehlt als Techniken für Phase 4 die verankerte Berührung, Blickkontakt und eine fürsorgliche Stimme. Die verankerten Berührungen können Sie auch bereits in Phase 2 und 3 anwenden. Es geht dabei um Berührungen an bestimmten Stellen des Körpers. Sie können in einem Menschen positive und beruhigende Gefühle hervorrufen, die er in früherer Zeit durch die Berührungen seiner Mutter, seines Vaters oder des Partners beziehungsweise der Partnerin erfahren hat. Die klassische Mutterberührung beispielsweise ist eine Berührung der Wange. Sie knüpft an der Erfahrung des Säuglings an, dessen Mutter sein Gesicht beim Stillen in einer beschützenden und liebevollen Art und Weise gehalten hat. Wichtig ist, dass diese Art der Kommunikation nur dann stattfindet, wenn ein emotionales Thema aktiviert ist. Darüber hinaus dürfen Sie diese achtsamen Berührungen nicht unreflektiert anwenden und ohne sie in einer Schulung erlernt zu haben. Denn meiner Erfahrung nach sind sie nur dann ein wertvolles und mächtiges Werkzeug, wenn sie richtig eingesetzt werden. Es erfordert zudem ein feines Fingerspitzengefühl, um den richtigen und stimmigen Zeitpunkt für diese Art der Berührung zu wählen.

Auch in dieser Phase ist der Einsatz von Musik, Liedern und Gebeten empfehlenswert. Sie können helfen, die menschlichen Grundbedürfnisse nach Liebe, Schutz und Sinn zu befriedigen. Ein Schlaflied kann ein Gefühl von Geborgenheit hervorrufen, wie bei einer Umarmung der Mutter. Musik aktiviert im Gehirn außerdem Glücksbotenstoffe, die Angst lindern. Bei einem desorientierten alten Mann, der Landwirt war und seine Arbeitszeit auf dem Feld verbracht hat, kann beispielsweise ein Volkslied wie „Im Märzen der Bauer die Rösser einspannt" einen emotionalen Anknüpfungspunkt bilden.

Auch hilfreich ohne Demenz

Oft sagen mir die Teilnehmenden meiner Seminare, dass einzelne Kommunikationstechniken auch bei Menschen, die keinerlei demenzielle Veränderungen haben, gut anzuwenden sind. Obwohl diese Personen nicht der Zielgruppe nach Naomi Feil entsprechen, kann die Logik hinter den Methoden durchaus zu einer achtsameren und bewussteren Kommunikation im Alltag beitragen. Häufig haben wir verlernt, wirklich zuzuhören, wenn uns jemand etwas erzählt. Wir sind während der Erzählung gedanklich schon längst bei unserer eigenen Geschichte und lassen der Geschichte des Gegenübers wenig Raum. Dazu eine kleine Anekdote: Bei der Feier zum Abschluss einer Validationsausbildung in einem Seniorenheim bedankte sich eine junge Mitarbeiterin besonders herzlich bei mir. Diese Ausbildung, so erzählte sie mir, habe ihr nicht nur beruflich weitergeholfen, sondern ihr auch einen Heiratsantrag beschert. Und so erzählte sie, dass sie durch das neu erworbene Wissen ihrem Freund, mit dem sie schon eine Zeit lang zusammenlebte, andere Fragen beim Nachhausekommen stellte. Anstatt „Hat alles in der Arbeit gepasst?" fragte sie nun: „Wie war es bei der Arbeit?" Durch diese offene Fragetechnik lade ich mein Gegenüber ein, mehr zu erzählen. Und so schilderte der Freund, wie es ihm während seiner Arbeitstage erging. Sie wiederholte immer wieder Schlüsselaussagen und stellte eine Extremfrage („Was hat dich am meisten geärgert?"), wenn er beispielsweise über Unstimmigkeiten berichtete. Nach einigen Monaten hielt der Freund um ihre Hand an, da er sich von ihr so verstanden fühlte. Die junge Frau führte das auf ihren neuen Kommunikationsstil zurück.

Wenn ein Mensch uns mit seinem herausfordernden Verhalten, wie immer sich das zeigen mag, irritiert, kann das auch daran liegen, dass unsere Erwartungen als kognitiv kompetente Personen zu hoch sind. Ein Mensch mit Demenz macht nichts bewusst „böse" oder absichtlich. Er kann vielmehr nur im Rahmen seiner Möglichkeiten handeln. Die Herausforderung liegt nicht im „herausfordernden" Verhalten des verwirrten alten Menschen, sondern in unseren Anforderungen an ihn. Dabei ist es hilfreich, die Auslöser für ein bestimmtes Verhaltensmuster zu finden. Denn sie lassen sich häufig verändern, der alte Mensch in der Regel nicht mehr.

DER PERSONENZENTRIERTE ANSATZ NACH TOM KITWOOD

Der personenzentrierte Ansatz, der vielen Pflegekonzepten zugrunde liegt, kann mit einem Satz treffend definiert werden:

Der Mensch kommt vor der Diagnose Demenz.

Wir übersehen oft den Menschen, da er mit Diagnosen, Medikamentenplänen, Verordnungen, Verhaltensmustern und dergleichen zugedeckt ist. Schälen wir ihn aus diesen erstickenden Schichten heraus, dann wird ein Mensch mit seiner Vergangenheit, seinen Prägungen, seinen Ängsten und Sehnsüchten wieder sichtbar werden. Dieses In-Beziehung-Treten mit dem Gegenüber ist für den englischen Psychogerontologen Tom Kitwood der Garant und die Erklärung dafür, dass Menschen mit Demenz keine Persönlichkeitseinbuße erleben müssen, solange eine Ich-du-Beziehung stattfindet. Diese menschliche Grundeinstellung gegenüber denjenigen, die sich selbst verlieren und Halt bei ihrem Gegenüber suchen, ist neben der Validation zu einem wesentlichen Pfeiler meines Weltbildes und meiner Arbeit mit alten, demenziell veränderten Menschen geworden.

Unsere defizitorientierte Gesellschaft, die den Wert eines Menschen an seiner Leistung abliest, hat mit desorientierten Menschen wenig Berührungspunkte. Wichtig ist es deshalb, dass sich die Beziehungskultur zwischen Menschen mit demenziellen Veränderungen und jenen Menschen, die sie betreuen und mit ihnen zusammenleben, verbessert. Tom Kitwoods Konzept liegt eine andere Sichtweise zugrunde. Es geht nicht darum, zu erklären, sondern den kognitiv Schwächeren zu verstehen. Gemeinsam zu planen und zu verwirklichen und nicht den Alltag und das Leben des anderen zu bestimmen. Der Gerontologe betont, dass der Mensch mit einer Demenz zwei Veränderungen erlebt: die kognitive und gleichzeitig einen sozialen Umbruch. Beziehungen gestalten sich neu, Freunde und Freundinnen gehen möglicherweise verloren, da sie zutiefst verunsichert sind und mit den Veränderungen, die sich bei der vertrauten Person vollziehen, nicht umgehen können. Kitwood will eine Offenheit in der Gesellschaft schaffen, um mit diesem Phänomen leben zu lernen. Gleichzeitig richtet er einen gesellschaftspolitischen Appell an uns alle: Jeder von uns kann zu einem von „ihnen“ werden. Solidarität statt Ausgrenzung ist die Devise.

Bei der Diagnose Demenz sind Trost und Halt für die Betroffenen dringend notwendig.

Bei der Diagnose Demenz, so Kitwood, vergessen wir oft die sozialen und menschlichen Aspekte. Doch gerade in dieser Zeit, wenn sich ein ehemals selbstbestimmter Mensch in jemanden verwandelt, der von anderen abhängig ist, sind Trost und Halt dringend notwendig. Denn Angst und Verunsicherung prägen diese Lebensphase alter Menschen. Vorwürfe oder Vergleiche mit früheren Zeiten sind daher nicht angebracht, sondern eine mutmachende Begleitung. Der Mensch, der seine Defizite spürt, darf nicht seiner sozialen Rolle beraubt werden.

Die Angehörigen dieser Menschen werden oft alleingelassen. Doch gerade in dieser Extremsituation brauchen sie Unterstützung. Tom Kitwood fordert aus diesem Grund eine, wie er es nennt, radikale Erneuerung unserer Pflegekultur. Er spricht von entpersonalisierten Tendenzen in der Pflege, die es dringend zu stoppen gilt. Der Mensch werde entmenschlicht. Aus seiner Sicht werden diese alten Menschen, die durch ihre demenziellen Veränderungen von „uns kognitiv kompetenten Menschen" abhängig werden, zum Objekt erklärt und entwertet. Er sieht als einen Grund für diesen Missstand sozialpsychologische Ansätze, die das Sein eines Menschen stark schädigen. Desorientierte Menschen würden beispielsweise vom Pflegepersonal gezielt getäuscht oder abgelenkt, um sie zu beeinflussen. Oft lasse man Betroffene in den Pflegeeinrichtungen bewusst verkümmern, ohne ihre Ressourcen zu fördern, um damit mehr Macht über sie ausüben zu können. Indem das Pflegepersonal die alten Menschen wie Babys behandelt, sie einschüchtert, stigmatisiert, mit fragwürdigen Labels versieht oder ignoriert, verletzt es deren Würde. Der Sozialpsychologe unterstellt den Pflegepersonen dabei nicht die Absicht, die Betroffenen zu schädigen. Er sieht vielmehr die dringende Notwendigkeit, jegliche Annäherung an die alten Menschen und die Beziehungskultur zu verändern. Sol-

Eine validierende Grundhaltung hilft, alten Menschen sensibel zu begegnen.

che Pflegemodelle, die auf der Entwürdigung des alten Menschen beruhen, können durch eine gezielte Sensibilisierung des Pflegepersonals infrage gestellt werden.

Kitwood zollt Naomi Feil aus diesem Grund großen Respekt für die Entwicklung der Validationsmethode und erkennt darin besonders die Würdigung des Menschen mit Demenz. Neben der Validation erachtet er auch die Beschäftigung mit der Biografie der demenziell veränderten Menschen als essenziell. Da das Langzeitgedächtnis auch bei Demenz lange intakt bleibt, bietet sich die Erinnerungsarbeit als weitere Möglichkeit an, den Betroffenen Stütze und Halt zu geben. Indem sie sich an „gute alte Zeiten" erinnern, können sie ihren Energietank auffüllen, um das kognitive und emotionale Chaos leichter zu ertragen. Das Wissen um ihre Vergangenheit hilft ihnen, ihre Identität länger zu bewahren.

Kitwood fordert aus all diesen Gründen mehr Schulungen und Unterstützung für die Begleitpersonen sowie eine bessere Beratung für die Betroffenen, wenn sie die Diagnose Demenz erhalten. Jedes Fortschreiten der kognitiven Beeinträchtigung lässt sich durch individuelle Begleitung und Pflege kompensieren. Bei der Betreuung sollten Ressourcen in den Vordergrund gerückt werden und nicht die Defizite dieser Menschen. Die Grundlage dafür ist eine wertschätzende und menschliche Kommunikation sowie Beschäftigungsangebote, die auf der Biografie des Menschen basieren. „Die Identität bleibt intakt, weil andere sie festhalten", schreibt Kitwood. Damit ist nicht ein Klammern gemeint, sondern ein Stützen, Halten und Sorgen. Die Menschen dürfen ihre Emotionen leben, weil sie durch eine validierende Grundhaltung anerkannt und für gültig erklärt werden. Kitwoods person-zentrierter Ansatz vermittelt den Menschen Wohlbefinden und Sicherheit, mildert gleichzeitig Hoffnungslosigkeit und gibt ihnen letztlich die Möglichkeit, ein Mensch zu bleiben. Die Tragödie einer Demenz lässt sich nicht leugnen, aber Kitwood sieht sich durch die Ergebnisse seiner langjährigen Forschungen darin bestätigt, dass es zu keiner hoffnungslosen Unterwerfung unter die Diagnose kommen muss. Menschen mit einer Demenz brauchen in ihrer neuen Rolle Trost, Schutz und einen Platz. Sinnvolle Beschäftigung, die Bewahrung ihrer Identität sowie des roten Lebensfadens können Betroffenen helfen, den neuen Lebensweg angstfreier zu gehen.

SABINE BODE UND DIE BEDEUTUNG SEELISCHER KRIEGSFOLGEN

Redewendungen wie „Bis zur Hochzeit wird alles wieder gut“ oder „Ein Indianer kennt keinen Schmerz“ prägten die Erziehung in den Kriegs- und Nachkriegsjahren. Sie stehen sinnbildlich für eine Bewältigungsstrategie, bei der traumatisierende Erlebnisse verdrängt werden. Aufgrund ihrer Grausamkeit versuchten die Menschen, erschütternde Erfahrungen tief in ihrem Inneren zu verschließen und zu vergessen, um sich unbewusst davor zu schützen.

Die deutsche Journalistin Sabine Bode hat es sich zur Aufgabe gemacht, in den verschütteten Seelenkellern der Kriegskinder und Kriegsenkel zu graben. Nicht aus einem Voyeurismus heraus, sondern um zu verstehen. In mehreren Büchern und zahllosen Interviews hat sie einfühlsam versucht, den Schleier des Verdrängens und unbewussten Vergessens zeit- und lebensgeschichtlicher Erlebnisse zu lüften. In unzähligen Gesprächen gelang es der Journalistin, den roten Faden in diesen Lebensgeschichten zu finden und ihn bis in die nächsten Generationen hinein zu verfolgen. Frauen beispielsweise, die im Zweiten Weltkrieg Opfer von Vergewaltigungen geworden sind, haben ihre Sexualität später oft negativ erlebt und diese ablehnende Haltung unbewusst ihren Kindern weitergegeben, die dies häufig unreflektiert – der rote Faden – wiederum an ihre Kinder weitergetragen haben. Kinder schwer traumatisierter Soldaten wurden oft mit großer Härte und Strenge erzogen. Um die grauenhaften Erlebnisse des Kriegs in eine versteckte Seelenkammer zu verbannen, spielten die Menschen nach außen den sicheren und harten Mann oder die starke Frau. Anstatt die Traumatisierungen mithilfe von Psychoanalyse und Therapie aufzuarbeiten, verfolgten die Menschen die Strategie, hart zu arbeiten und zu funktionieren. Nur die Harten kommen durch, war häufig der Leitsatz. In der Nachkriegszeit blühten Österreich und Deutschland wirtschaftlich auf und gelangten in einen Überlebensrausch. Der seelische Druck fand sein Ventil im Wiederaufbau der zerstörten Heimat.

„Wenn du wüsstest, was wir alles erlebt haben …" und ähnliche Sätze, die Sie von alten Menschen hören, können zaghafte Versuche sein, von früher zu erzählen, Türen zu öffnen und das Innere zu heilen. Beschwichtigende Sätze wie „Gott sei Dank ist diese Zeit vorbei" ersticken diese Bereitschaft, sich zu öffnen, jedoch im Keim. Fragen Sie stattdessen nach: Was hast du erlebt? Wie hast du das geschafft? Wer hat dir geholfen? Seien Sie Türöffner, ermöglichen Sie den Zutritt in diese Lebensräume, die geöffnet werden wollen.

In Sabine Bodes Interviews kehrt ein Thema immer wieder: die fehlende Nähe zu den Eltern, vor allem zur Mutter. Dieses Urvertrauen, das das Fundament unseres Lebens sein sollte, konnten viele Kinder nicht entwickeln. Eine strenge Erziehung durch emotional distanzierte Eltern kann der Grund dafür sein, dass viele Kriegskinder und Kriegsenkel über ein fehlendes Gefühl von Geborgenheit sprechen, über gescheiterte Beziehungen und mangelndes Vertrauen in sich selbst und ihr Leben. Sich mit den eigenen Wurzeln, dem Leben der Großeltern und Eltern auseinanderzusetzen, kann zunächst diffus scheinende Gefühle wie Angst vor Dunkelheit, Panik vor engen Räumen oder Furcht vor nicht abgeschlossenen Räumen (das „Zweimal-zusperren-Syndrom" alter Menschen) plötzlich erklären.

Die zahlreichen biografischen Geschichten von Kriegskindern, die Sabine Bode in ihren Büchern beschreibt, malen ein schreckliches Bild einer Kindheit, die von Flucht, Vertreibung, Hunger, Gewalt und Bombenangriffen geprägt war. Gewalterlebnisse prägen die Lebensgeschichten dieser Generation auf vielfache Weise. In den Nachkriegsjahren fanden die Menschen keine Gelegenheit, die Traumata aufzuarbeiten, da sie mit dem Wiederaufbau beschäftigt waren. Die Erlebnisse wurden verdrängt. Diese verborgenen Geschichten kommen am Lebensende oft noch einmal zum Vorschein, so wie die folgende Geschichte.

Auf Paulas Weg zur Arbeit

Die über 90-jährige Paula lebte in jenem Seniorenheim, in dem ich tätig war. Ich kannte sie von früher, als sie noch zu Hause wohnte und ich sie als mobile Pflegekraft einmal in der Woche besuchte. Zahlreiche Fotos von ihr, an der Seite ihres Gatten, gemeinsam mit ihrer einzigen Tochter, zeigten mir eine wunderschöne Frau. „Movie Star“ nannte ich sie heimlich. Sie erinnerte mich an Grace Kelly, jene Hollywood-Diva, die Fürstin von Monaco wurde. Gerne lauschte ich ihren Geschichten von früher – nicht zuletzt, weil ich auch ein Stück Lebensgeschichte meiner eigenen Mutter in ihren Erzählungen fand. Ich freute mich über ihre Geschichten und sie genoss meine Besuche. Endlich hatte sie jemanden, dem sie von ihrer Vergangenheit erzählen konnte – der Kriegszeit, der Angst vor dem Fliegeralarm, den Bomben, die vom Himmel fielen. Und ich hatte endlich jemanden, dem ich zuhören konnte. Stolz erzählte Paula einmal von ihrem Fahrrad, das sie sich selbst gekauft hatte. Es bedeutete für sie Freiheit und gab ihr die Möglichkeit, in einer Munitionsfabrik zu arbeiten, die einige Kilometer von ihrem Heimatort entfernt war.

Eines Tages kam aber noch eine andere Geschichte zum Vorschein. Wieder einmal erzählte sie von ihrer damals täglichen Fahrt zu ihrer Arbeitsstelle. Sie war 19 Jahre alt, als mehrere deutsche Soldaten sie eines Morgens von ihrem Fahrrad zerrten und vergewaltigten. Ich erinnere mich an ein Detail, das mich damals an ihrer

Erzählung besonders erschütterte. Sie war nach diesem schrecklichen Erlebnis nicht sofort nach Hause zu ihren Eltern gefahren, um dort zu schreien und zu weinen und sich trösten und halten zu lassen. Stattdessen fuhr sie zur Arbeit. Ich fragte sie, warum sie nicht nach Hause gefahren sei. „Da hätte ich nur Schläge bekommen, denn das Opfer war immer schuld“, antwortete sie. Die Bluse zu weit offen, der Rock zu hoch über dem Knie, ein zu langer Blick auf die Männer. Paula heiratete und erzählte ihrem Mann nie davon, dass sie vergewaltigt worden war, abermals aus Angst, wie sie mir später erzählte. Die Sexualität mit ihm erlebte sie als Pflicht, niemals verbunden mit Lust. Sie war froh, dass er andere Frauen hatte, denn so hatte sie weitgehend „im Bett vor ihm Ruhe“.

Als ich Paula einige Jahre später im Seniorenheim wieder traf, erkannte sie mich nicht mehr, sie lebte nun bereits immer mehr in ihrer eigenen Welt. Noch immer war sie eine beeindruckende Frau. Bei einer letzten Morgenrunde nach einem Nachtdienst sah ich unter Paulas Zimmertür Licht. Es war fünf Uhr früh. Ich klopfte an und fand Paula nackt im Badezimmer stehen und sich im Spiegel betrachten. Ich näherte mich von der Seite, legte eine Hand auf ihr Schulterblatt und grüßte sie. Unsere Blicke trafen sich im Spiegel und plötzlich verlor sich ihr Blick, als ob sie auf einer anderen Zeitebene wäre, und sie flüsterte: „Bitte, machen Sie mir kein Kind.“ Ich wusste schon einiges von Validation und gab ihrer Angst Raum. „So schlimm?“, fragte ich sie. Plötzlich war sie wieder „da“ und nickte. Ich fragte nicht weiter, sondern ließ die gemeinsame Stille als vertraute Verbindung zu. Meine Berührung an der Schulter hatte bei Paula offenbar eine intensive und schmerzvolle Erinnerung an ein Erlebnis aus ihrer Vergangenheit hervorgerufen.

Die Verletzungen der Vergangenheit brechen im Alter häufig wieder auf.

Schmerz wurde in dieser Generation oft als Verweichlichung, Tränen als Schande angesehen. Nach außen funktionieren und keine Schwäche zeigen war die Devise. All diese ungeweinten Tränen können sich im hohen Alter, wenn die kognitiven Schranken fallen, zu einem Schrei formen, um endlich gehört zu werden. Die Verletzungen der Kriegsgeneration brechen als Wunden bei den Kriegskindern und in der darauffolgenden Generation der Kriegsenkel häufig wieder auf. Der Zweite Weltkrieg ist aus diesem Grund noch nicht zu Ende, er lebt oft unbewusst in uns weiter und kann sich in einer demenziellen Flucht zeigen, wenn die Erinnerungen und Erlebnisse dieser harten und traumatischen Zeit emotional nicht verarbeitet werden konnten.

TRAUMAFORSCHER UDO BAER: DER MENSCH BRAUCHT HALT, BEGEGNUNG UND SINN

Auch der deutsche Gesundheitswissenschaftler und Psychotherapeut Udo Baer beschäftigt sich seit Jahrzehnten mit der transgenerativen Weitergabe traumatischer Erlebnisse, vor allem jenen der Kriegsgeneration. Seine zahlreichen Studien zeigen, wie nicht verarbeitete Geschehnisse jeglicher Art von einer Generation zur nächsten unbewusst weitergegeben werden können. Je mehr Menschen über traumatische Erlebnisse aus der Vergangenheit schweigen, desto heftiger brechen diese starken emotionalen Ereignisse aus den tiefsten Seelenkammern oft aus und werden wieder erlebt. Dies geschieht häufig, wenn die Menschen ihre kognitiven Strategien verlieren, wie dies in einer demenziellen Veränderung der Fall ist. Baer schätzt, dass im deutschsprachigen Raum mindestens zwei Drittel der Menschen, die demenziell verändert sind, durch Kriegserlebnisse, Flucht, Vertreibung und Vergewaltigung traumatisiert sind. Der Mechanismus der Verdrängung funktioniert jedoch in einer Demenz nicht mehr und die totgeglaubten Geister feiern dann ihre Auferstehung.

Der Mechanismus der Verdrängung funktioniert in einer Demenz nicht mehr.

Udo Baer fordert aus diesem Grund, dass emotionales Erleben, Gefühle und Erregungsmomente in den Konzepten für die Betreuung demenziell veränderter Menschen ihren Platz finden. Im Belehren, Maßregeln und Erziehen sieht er hingegen die Hauptquellen für ein verpasstes und nicht geglücktes Miteinander. Aus einer guten Absicht heraus glauben wir Begleitmenschen, zu wissen, was der andere sagen und tun will. Für den demenziell veränderten Menschen gibt es aber kein „richtiges" und „falsches" Verhalten, er lebt nach seinem Empfinden.

Dennoch bezieht sich die Diagnostik einer Demenz vor allem auf die kognitiven Veränderungen. Wir sollten hier sensibel sein und differenzieren: Wir sprechen nicht vom dementen Menschen, sondern vom Menschen mit einer Demenz. Das macht einen großen Unterschied. Die Demenz ist eine Begleiterscheinung im Lebensprozess eines Menschen. Eine demenzielle Veränderung zeigt sich nicht nur in kognitiven Schattenseiten, sondern es verändert sich auch die erlebte Welt: Der Mensch fällt aus seinem Leben wie ein Vogel aus einem behüteten Nest.

Laut Baer bedeutet Demenz daher eine Krise für alle Beteiligten. Ordnungssysteme gehen verloren, die Orientierung wird als instabil erlebt. Dem Betroffenen, so Baer, wird der sichere Boden unter den Füßen weggezogen. Er beginnt zu schwanken und gerade in diesen Momenten braucht er eine Hand, die ihn hält. Ich erinnere mich, dass ein Bewohner eines Seniorenheims bei einem Angehörigenabend sein Bedürfnis mit genau diesen Worten formulierte. Vom äußeren Erscheinungsbild her hatte ich ihn zunächst gar nicht als Betroffenen wahrgenommen, sondern sah in ihm einen interessierten Angehörigen im Publikum. Als ich die Zuhörenden am Ende bat, Fragen zu stellen, meldete er sich mit brüchiger Stimme und Tränen in den Augen: „Wissen Sie, was mir am meisten fehlt in meiner neuen Welt? Eine Hand in meiner Hand!"

Für Udo Baer gilt es als gesichert, dass eine demenzielle Erkrankung als gewaltige Krise gesehen werden muss, um das wahre Ausmaß dieser Erschütterung zu verstehen. Für die Betroffenen ist nichts mehr, wie es einmal war. Ihr Leben verändert sich durch diese Erkrankung täglich. Baer verweist darauf, dass häufig ein Zusammenhang besteht zwischen dem Ausbruch der Krankheit Demenz und für diese Lebensphase typischen Veränderungen wie einem Umzug ins Heim, dem schmerzhaftem Verlust eines Angehörigen, einem Krankenhausaufenthalt nach einem Sturz oder Ähnlichem. Wenn gewohntes Terrain verlassen wird, können die inneren Wände, die bereits Risse hatten, einstürzen und der Krankheitsverlauf noch schneller voranschreiten.

IN DER PRAXIS

—— Sorgen Sie dafür, dass Betroffene Geburtstage, Weihnachten oder andere wichtige Feste in der gewohnten Umgebung feiern können, also zum Beispiel in dem Seniorenheim, in dem der alte Mensch lebt, oder in den eigenen vier Wänden, wenn er noch zu Hause wohnt. Jede Veränderung kann in dieser Lebensphase für die Betroffenen eine Bedrohung darstellen.

Die drei Säulen nach Udo Baer

Menschen, die an einer Demenz erkrankt sind, brauchen laut Udo Baer drei Säulen in ihrem Leben: Halt, Begegnung und Sinn.

Halt

Rituale können Halt geben. Das kann ein Abschiedsritual sein, wie gemeinsam eine Tasse Tee zu trinken oder ein bestimmtes Musikstück gemeinsam anzuhören. Rituale schaffen Sicherheit, sie vermitteln das Gefühl, symbolisch „gehalten" zu werden. Auch Aufgaben abgeben zu dürfen, die Betroffene nicht mehr erledigen können, kann diesen Halt ermöglichen. Umgekehrt können alte Menschen ihre Sinnhaftigkeit erleben, wenn sie Tätigkeiten ausüben, die sie noch bewältigen können. Auch das kann ihnen Halt geben, genauso wie das Singen vertrauter Lieder aus der Kindheit.

Begegnung

Auch in einer demenziellen Veränderung möchten Menschen ernst genommen werden. Geben Sie dem betroffenen Menschen das Gefühl, dass er so sein kann und darf, wie er oder sie ist. In einer wertvollen Begegnung kann die Kraft der Heilung stecken. Natürlich nicht die Heilung der Krankheit Demenz, sondern Heilung im Sinne einer emotionalen Genesung.

Sinn

Die Suche nach dem Sinn erfüllt unser ganzes Leben und besonders in Krisenzeiten beschäftigen wir uns noch mehr mit dieser Lebensfrage. Der Mensch, der sein Verschwinden fühlt und dies auch von der Außenwelt häufig vermittelt bekommt, wird noch schärfer mit diesem existenziellen Thema konfrontiert. Erfährt dieser Mensch auf seiner Suche nach seinem Lebenssinn Begleitung und Akzeptanz, kann seine Krise gemildert werden.

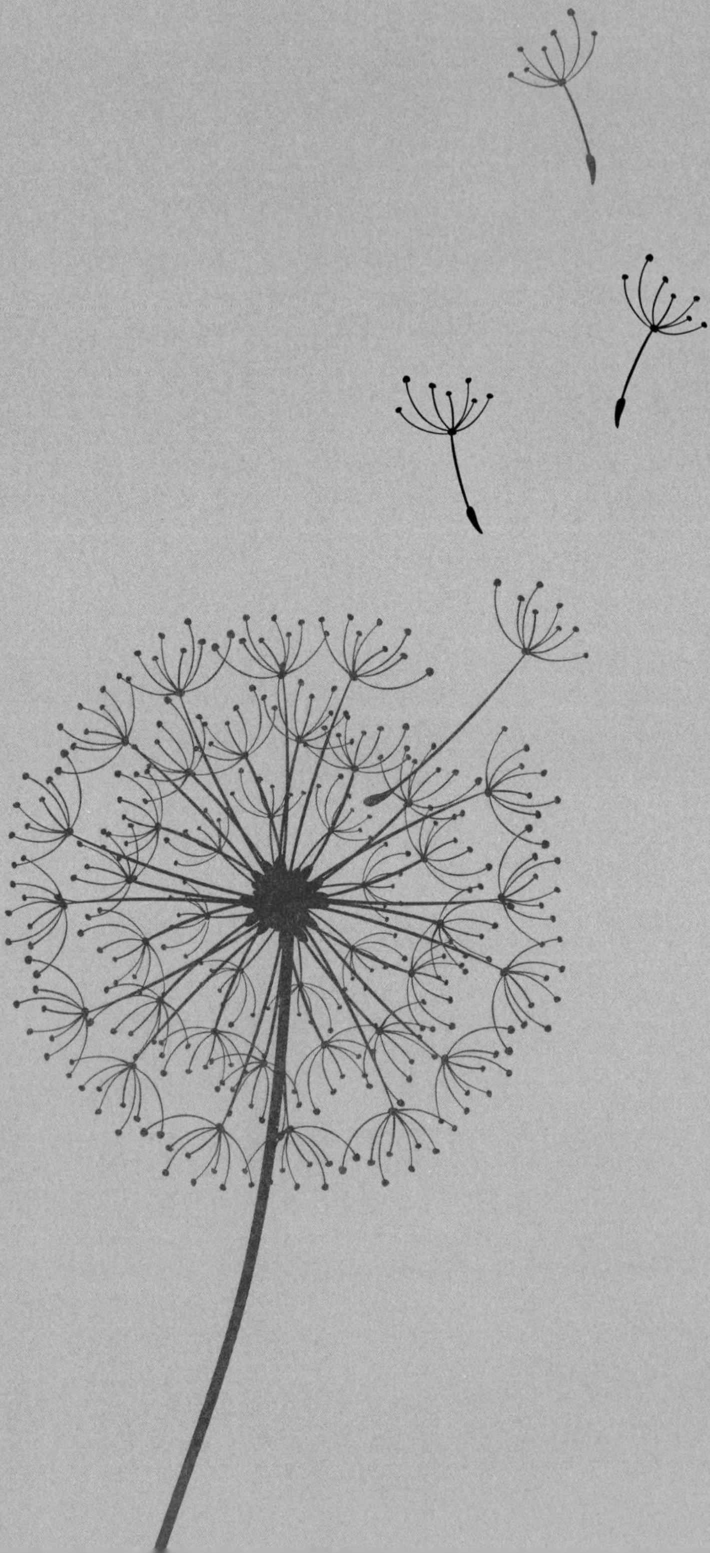

In den Lebenswelten der Demenz

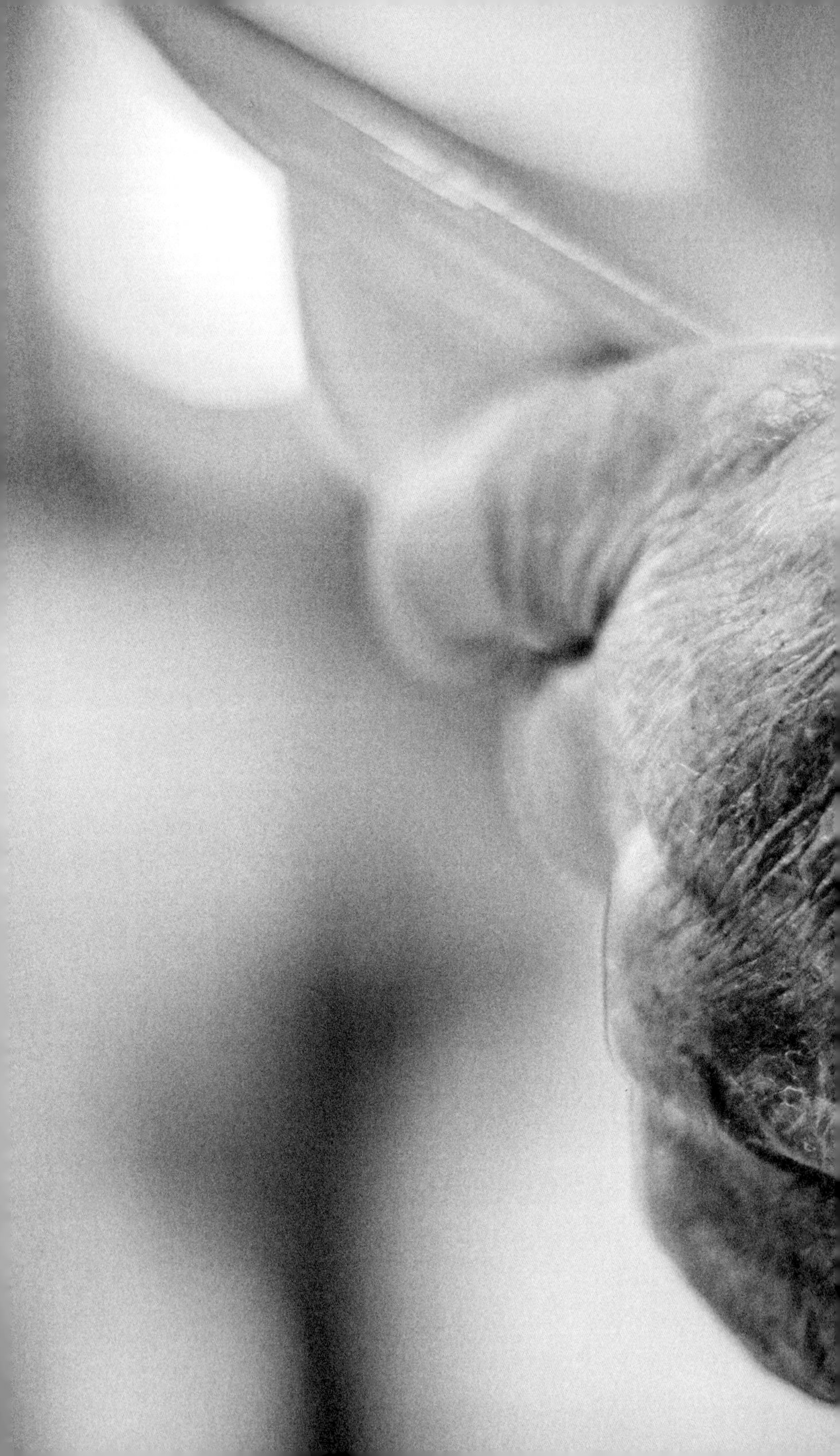

Hunger

Körperlicher wie seelischer Hunger spielt in der Begegnung mit demenziell veränderten Menschen nicht selten eine zentrale Rolle. Das Aufbrechen von traumatischen und nie verarbeiteten Erlebnissen von Hungersnöten in vergangenen Kriegszeiten kann bei Betroffenen ebenso für irritierendes Verhalten sorgen wie jene symbolische Bedeutung von Hunger, die unerfüllte emotionale Bedürfnisse anzeigt. Aufmerksamkeit und Zuneigung können dabei oftmals als jene Nahrungsquelle verstanden werden, die den Hunger stillen kann.

Das Bedürfnis nach Nahrung ist von der ersten Lebensminute unseres Seins existenzbestimmend. Schon die Welt des Säuglings dreht sich um die Sättigung an der Brust der Mutter. Hunger begleitet uns von Anfang an ein ganzes Leben lang. Hunger kann sich aber nicht nur in körperlicher Sehnsucht, sondern auch im emotionalen Suchen zeigen. Er kann zu einem unstillbaren Verlangen, manchmal sogar grenzenlos werden. Der Wunsch nach einem Du, nach Berührung und Umarmung kann unser Lebenskarussell bis zur letzten Lebensminute bestimmen.

Sophies Hunger aus Sibirien

Ich sehe Sophie noch vor mir. Die zarte, kleine Frau saß rechts von mir und zerteilte gekonnt mit ihren spitzen Fingern die Reste eines trockenen Kuchens. Mit eleganten Bewegungen führte sie die kleinen Happen zum Mund, schaute zum Fenster hinaus in die Ferne und kaute langsam und bedächtig, indem sie jeden Bissen mehrmals mahlend von einer Wangentasche in die andere schob. Sophie war über 90 Jahre alt und wirkte auf mich wie eine feinfühlige Weise. Ich lernte sie im Frühjahr kennen, in einem Seniorenheim, wo ich regelmäßig Validationsseminare durchführte. Sie wurde mir von einem Validationsfreund ans Herz gelegt. Ich fragte das Pflegepersonal, ob ich diese Bewohnerin kennenlernen dürfe, und besuchte sie in ihrem Zimmer.

Sophie saß an einem Tisch gegenüber vom Fenster mit dem Teller vor sich. Licht fiel auf ihr Gesicht, wärmte es und zeichnete ein Strahlen auf ihre Konturen. Sophie war gebürtige Polin. Mit hörbarem Akzent, aber in gutem Deutsch begann sie zu erzählen. Dabei sah sie mich nicht an, sondern blickte weiterhin aus dem Fenster, während die Sonne ihr Gesicht beschien. „Wissen Sie, ich war 18 Jahre alt, als ich nach Sibirien verschleppt wurde. Bei minus 39 Grad musste ich im Steinbruch arbeiten.“ Ich wagte nicht, sie zu unterbrechen. So viele Fragen wollten gestellt werden, doch ich spürte, dass sie nicht bei mir war. Sie war dort. Bei minus 39 Grad, im Steinbruch, in Sibirien. Ihr Blick war in die Ferne gerichtet. Sie begann, sich zu erinnern. An die eisige Kälte, an die Tränen, an die Angst. Immer wieder betonte sie die Zahl 39. „Bis minus 39 Grad mussten wir in der Kälte arbeiten. Bei minus 40 durften wir in den Baracken bleiben.“ Die sicherlich nicht geheizt waren, dachte ich. Schweigen erfüllte das Zimmer, nur das kratzende Geräusch, das entstand, als Sophie die letzten Krümel Kuchen mit ihrem Fingernagel zu einem kleinen Häufchen in der Mitte des Tellers zusammenschob, war zu hören. Ein Hügel von Kuchenkrümeln, ein Turm in der Mitte. Sie machte ihren langen dünnen Zeigefinger mit ihrem Speichel nass, drückte ihn auf die Kuchenreste und schleckte ihn ab. Dann schaute sie wieder aus dem Fenster und richtete den Blick in die Ferne.

Eine Frage drängte sich in die Stille: „Was haben Sie damals gegessen?“ Da drehte sich Sophie zu mir, sah mich an und sagte leise: „Alles, was tot war.“ So viele Fragen hätte ich noch gehabt. Doch ich schwieg mit ihr. Stille ist nicht Leere, sondern eine andere Sprache. Ich nenne sie Seelensprache. Ohne Worte. Mit dieser Seelensprache trifft man sich mit seinem Gegenüber auf einer Brücke, die eine Verbindung zwischen zwei Welten ist. Worte würden diese fragile Verbindung leicht zum Einsturz bringen.

Dann war ich zurück in der Welt der anderen. Im Laufe des anschließenden Seminartages versuchte ich, den Pflegekräften meine Leidenschaft für die Validationsmethode nach Naomi Feil näherzubringen. Eine der Auszubildenden beschrieb während des Seminars „meine“ Sophie so ganz anders, als ich sie soeben an diesem Morgen erlebt hatte. Als eine Bewohnerin, die absichtlich trödelte, eine ganze Stunde nur für das Frühstück brauchte und damit dem Pflegepersonal das Leben schwer machte. Sophie stand mit ihrer Langsamkeit beim Essen im krassen Gegensatz zur Schnelligkeit des Pflegepersonals. Zeitlupentempo trifft Sprintgeschwindigkeit. Da prallten zwei Welten aufeinander, was oft nicht gut geht. Die Betreuerin empfand Sophies Langsamkeit als störend und, so beschrieb sie ihre Gefühle, als „nervig". An diesem Nachmittag erzählte ich den 24 Teilnehmern und Teilnehmerinnen, die in verschiedenen Seniorenheimen tätig waren, die Geschichte von Sophie, wie ich sie gehört hatte. Stille breitete sich schließlich aus. Eine andere Stille als jene, die im Zimmer von Sophie entstanden war. Keine heilende und berührende Stille, sondern eine beschämte und betroffene Stille.

Die Validation zeigt uns Wege, die helfen können, betagten Menschen zu Hause oder in Seniorenheimen und Spitälern anders zu begegnen. Stressfreier und auch aus einer anderen Perspektive. Mithilfe der Validation können wir mit Menschen, die in der Aufarbeitung ihres Lebens sind, kommunizieren. Diese Grundhaltung basiert auf elf Validationsprinzipien, die auf humanistischen Werten beruhen und die ich Ihnen in diesem Kapitel vorstellen möchte.

VALIDATIONSPRINZIP

Es gibt einen Grund für das Verhalten desorientierter Menschen.

—— Wenn wir uns dieses Grundprinzip bewusst machen, können wir Stress und Verunsicherung als Reaktion auf viele Verhaltensweisen, die alte Menschen an den Tag legen und die auf Angehörige und Betreuende irritierend wirken, reduzieren. Nicht immer werden wir die Ursache für das Tun eines alten Menschen erfahren, aber das müssen wir auch nicht. Allein das Wissen, dass es für jedes Verhalten eine Ursache gibt, kann Angehörigen ebenso wie Pflegekräften einen entspannteren Zugang zu diesen Menschen verschaffen. Die Ursache, welche es auch immer sein mag, liegt sehr oft in der Vergangenheit, nicht in der Gegenwart. Was im Gestern entstand und nie geheilt wurde, drängt sich im Jetzt in die erste Reihe. Am Ende des Lebens, wenn der Kreis sich schließt, tauchen Erlebnisse tief aus dem Brunnen des Vergessens auf und möchten gesehen und gehört werden. Die kognitiven Schranken gibt es nicht mehr, aus verschiedenen Gründen. Vielleicht aufgrund einer hirnorganischen Erkrankung, vielleicht aufgrund einer Flucht ins Vergessen. Das Verhalten eines desorientierten alten Menschen entsteht häufig nicht in der Gegenwart, sondern ist Antwort auf die Vergangenheit. Eingebettet in die Zeitgeschichte und in seiner eigenen Geschichte lebt der alte Mensch bestimmte Lebensabschnitte noch mal, weil er noch etwas zu erledigen hat. Manche Kapitel seines Lebens müssen zu Ende geschrieben werden, oftmals auch ohne Happy End.

Zurück zu Sophie. Der Schatz, der sich in dieser Geschichte offenbart, ist einfach zu erfassen: Hinter jedem Verhalten steht eine Ursache. Auch wenn wir das Tun des anderen als irritierend erleben und es nicht sofort verstehen, sollte uns eines immer bewusst sein: Es gibt dafür eine Erklärung. Der Zwang, alles erklären, evaluieren, kategorisieren, analysieren und rationalisieren zu müssen, behindert oft unser Verständnis für den alten Menschen. Wir, die Vernunftmenschen, die immer Erklärungen und rationales Handeln fordern, stehen einem Dschungel von Gefühlen, Erlebnissen und seelischen Wunden gegenüber. Zwei Welten, die rationale und die emotionale, prallen da aufeinander. In der Validation nehme ich das Tun und die Geschichte meines Gegenübers als gültig und wichtig wahr. Sophies langsames Essen hat eine Ursache, die manche nicht erkennen. Dennoch hat sie ihre Berechtigung und ich erkläre sie damit für gültig. Das langsame Kauen des Kuchens kann symbolisch für die Befriedigung des emotionalen Hungers stehen. Dieses „Gefüttertwerden" kann mit Liebe, Umsorgtsein oder Nähe in Verbindung gebracht werden. Emotionales Essen ist häufig ein Hinweis auf Einsamkeit oder Überforderung. Aufgrund ihrer Erlebnisse im sibirischen Arbeitslager zelebriert Sophie möglicherweise jetzt diese positive Emotion.

DIE WAHRNEHMUNG VERÄNDERT SICH

Die Wahrnehmung von Menschen mit Demenz verändert sich. Da die Sinne schwächer werden, verlieren Reize aus der Außenwelt ihre ursprüngliche Bedeutung, werden anders erlebt und wahrgenommen. Der alte Mensch beginnt, die Außenreize zu filtern. Er nimmt sie mehr auf einer emotionalen Ebene wahr. Gegebenheiten, die für uns rationale Wesen wichtig sind, haben für weise alte Menschen keine Bedeutung mehr. Flüchtig oder kaum Wahrgenommenes gewinnt für sie an Wert. Als Bild für diese Weisheit sehe ich imaginäre Antennen aus den Köpfen der alten Menschen wachsen, Sensoren, die Veränderungen zeigen, die für uns unsichtbar sind. Dass diese veränderte Art der Wahrnehmung auch besondere Fähigkeiten hervorbringt, davon erzählt die nächste Geschichte.

Als Ruth das Ritual vergaß

Eine meiner Validationsschülerinnen, eine äußerst sensible und empathische Frau namens Ruth, hat mir folgendes Erlebnis erzählt. Ruth ist als Pflegerin in einem Seniorenheim in Oberösterreich tätig. Dort lebte eine alte Dame, die die Mahlzeiten nicht mehr allein zu sich nehmen konnte. Deshalb reichte ihr das Betreuungspersonal das Essen. Da die alte Dame in Ruhe essen wollte, geschah dies stets in ihrem Zimmer, während die anderen Bewohner gemeinsam im Aufenthaltsbereich die Mahlzeiten einnahmen. Ruth hatte ein Ritual. Immer wenn die Mahlzeit zu Ende war, klopfte sie dreimal leicht auf den Handrücken der Bewohnerin, lächelte sie an und verabschiedete sich. Die alte Frau redete nicht mehr, beobachtete jedoch munter und wach die Außenwelt. Eines Tages hatte Ruth eine Auseinandersetzung mit einer Arbeitskollegin. Ihre bedrückte Stimmung nahm sie mit in das Zimmer der alten Dame, als es Zeit war, ihr das Essen zu reichen. Ruth gab sich Mühe, sich nach außen nichts anmerken zu lassen. Doch beim Verabschieden vergaß sie: das Ritual. Die alte weise Frau schaute Ruth aus ihrer

Innenwelt heraus an und sagte: „Geht's dir nicht gut!" Sie fragte nicht, sondern stellte es fest. Wenn die kognitiven Fähigkeiten schwächeln, werden die Emotionen stärker. Wie ein Seismograf erkennt der alte weise Mensch dann Erschütterungen seines Gegenübers und seiner Umgebung.

Wenn ich nun zum Abschluss noch einmal zu Sophies Geschichte zurückkehre, möchte ich dies mit einem Hinweis auf die Validationskrone tun, die aus Empathie, Akzeptanz, Kongruenz und Authentizität besteht. Sophie hatte mir die tragische Geschichte über das Arbeitslager in Sibirien bereits in der ersten halben Stunde unseres Kennenlernens erzählt. Obwohl sie schon einige Jahre in dem Seniorenheim lebte, kannte keiner diesen bedeutenden Abschnitt ihres Lebens. Der alte Mensch in seiner nackten Weisheit spürt aufgrund seiner seismografischen Begabung, ob sein Gegenüber ein wahres Interesse hat und ihn in seiner Innenwelt besuchen will. Oft habe ich vom Pflegepersonal gehört, dass sie all diese Geschichten, die Menschen mir anvertrauten, noch nie gehört haben. Wir hören diese Geschichten, wenn wir bei unseren Fragen Techniken der Validation anwenden. Und wir hören sie auch dann, wenn wir unserem Gegenüber mit einer Grundhaltung aus Empathie, Neugierde, Offenheit und echtem Interesse begegnen. Wir hören diese Geschichten, wenn wir wirklich zuhören.

Hinter jedem Verhalten eines dementen Menschen steht eine Ursache.

Die Einsicht, dass hinter jedem Verhalten eines demenziell veränderten Menschen eine Ursache steht, kann Ihnen dabei helfen. Wenn Sie sich in Sophie hineinfühlen können, wie es ihr ergangen ist, als sie elendigen, unvorstellbaren Hunger und eisige Kälte erleiden musste, irritiert es Sie wahrscheinlich nicht mehr so sehr, mit welch langsamen Bewegungen sie das Besteck zum Mund führt. Sie zelebriert das Essen. Sie genießt den Augenblick des Kostens, des Spürens, des Zerkleinerns. Jeden Bissen ihrer Mahlzeiten. Das Gefühl, satt zu sein, und die Befriedigung, keinen Hunger zu verspüren. Wenn Sie Menschen wie Sophie betreuen oder pflegen, lassen Sie ihr Tempo zu, akzeptieren Sie ihre Langsamkeit. Wenn Sie alte Menschen begleiten, liegt die große Kunst darin, ihre Bedürfnisse zu erkennen und zu akzeptieren. Sie tanzen den Tango und wir lassen uns von ihnen führen. Dabei kommt mir der Song „The last dance with me" von Leonard Cohen ins Gedächtnis. Doch von meinem musikalischen Lebensbegleiter Cohen werde ich Ihnen am Ende des Buches noch erzählen.

AUFMERKSAMKEIT UND ZEIT ALS NAHRUNGSQUELLE

Ein häufiges Problem bei der Pflege und Betreuung alter Menschen ist der Zeitmangel. Das betrifft Einrichtungen ebenso wie die Betreuung im häuslichen Umfeld. Da ich selbst in der Pflege gearbeitet habe, weiß ich, wie frustrierend und zerstörerisch das Ressourcendefizit in Einrichtungen sein kann. Um das Thema zu verdeutlichen, schlüpfe ich im Rahmen meines Validationsunterrichtes gerne in eine Doppelrolle. Ich spiele zum einen eine alte Frau, die nach Hause zu ihren Kindern will und bitterlich weint, und gleichzeitig eine Pflegeperson, die diese Bewohnerin davon abhalten will, indem sie ihr zunächst vorzurechnen versucht, dass ihre Kinder schon im Pensionsalter sind. In einem zweiten Versuch bietet sie der verzweifelten alten Frau, die gerade in ihrer Rolle als Mutter ist und sich Sorgen um ihre bedürftigen Kinder macht, Kaffee und Kuchen als Ersatz an. Wie lange dauert solch ein Gespräch, das als Beruhigung gemeint ist, meist aber das Gegenteil bewirkt: eine Minute? Drei Minuten? Anschließend spiele ich diese Rollen noch einmal. Dieselbe Szene, dasselbe Thema. Nur steigt die Pflegeperson jetzt empathisch in die Gefühlswelt der alten Dame ein, fragt

Qualitätvolle Begegnungen geben Erfüllung, die Betroffene wie Pflegende nähren kann.

sie, ob sie sich Sorgen mache, fragt, wie ihre Kinder sind, und hört ihr einfach zu. Dieses Gespräch dauert genauso lang. Klar, dass diese alte Frau nach einer gewissen Zeit wieder „nach Hause zu ihren Kindern gehen muss". Das ist vielleicht ihr Lebensthema und wird vermutlich ihr Thema bleiben. Aber ich kann sie dabei begleiten, indem ich zuhöre und ihrer Wirklichkeit nicht die Existenzberechtigung abspreche. Validation kommt von dem lateinischen Verb „valere" und das bedeutet „Wert oder Geltung haben". Die alte Frau darf ihre Sorge um ihre Kinder äußern, ihre Gefühle haben eine Berechtigung.

Das anzuerkennen, was stattgefunden hat oder von dem sich der oder die Betroffene wünscht, dass es stattgefunden hätte, und dem Vergangenen, das sich in der Gegenwart zeigt, Raum zu geben, braucht Zeit. Wenn wir uns und dem alten Menschen diese Zeit und diese Aufmerksamkeit schenken, ermöglichen wir, dass die Zugänge zur Innenwelt offen bleiben oder sich wieder öffnen, sodass eine Begegnung stattfinden kann. Wenn wir den alten Menschen in seiner Würde wahrnehmen, ist er nicht länger allein. Die pflegende oder betreuende Person verwandelt sich ebenso. Sie ist in echtem Kontakt mit sich und dem Gegenüber. Die Qualität dieser Begegnung verleiht dem Sein einen tieferen und erfüllenden Sinn, der Betroffene ebenso wie Pflegende nähren kann. Welchen Unterschied es machen kann, wenn sich Pflegende Zeit nehmen und mit Aufmerksamkeit bei ihrem Gegenüber sind, konnte ich selbst eindrucksvoll in der Begegnung mit einem hochbetagten Diplomingenieur machen.

Der Herr Ingenieur und der Tunnel

Ich vergleiche die demenzielle Veränderung im Alter gerne mit einem Tunnel. Je mehr Ablagerungen es gibt im Gehirn, desto größer ist der Stau. Es hat keinen Sinn, mehrere Informationen gleichzeitig zu geben, schnelle Fragen zu stellen oder Antworten zu geben – der Tunnel ist mit Autos verstopft. Die beste Strategie ist daher, eine Information zu geben, zu warten, dann erst weiteren Input folgen zu lassen. Doch dieses Schweigen dazwischen halten wir oft nicht aus. Es zerreißt uns innerlich. Bei einem Bewohner in jenem Seniorenheim, in dem ich neun Jahre in der Pflege gearbeitet habe, ist mir diese Erleuchtung gekommen. Eines Tages stürmte ich am Morgen in gewohnter Manier in sein Zimmer. Er lag im Bett. Ich grüßte nur kurz und schon war ich am Fenster. Vorhang auf, ein Kommentar zum Wetter, ein Ausblick auf das weitere Programm, Körperpflege, Frühstück, zum Schluss ein „Haben Sie gut geschlafen?“ und ich war schon wieder vor der Tür. Keine Interaktion, keine Kommunikation und keine Begegnung. Wie ein Wirbelwind war ich in sein Zimmer gekommen, über ihn hinweggefegt und nach kurzer Zeit wieder draußen.

Doch dann dämmerte es mir. Ich drehte um, klopfte erneut an und ging abermals zu ihm, dem Herrn Ingenieur, der immer zur Salzach wollte. Ich kniete mich an sein Bett und sagte: „Guten Morgen, Herr Ingenieur!“ Keine Antwort. Ich begann innerlich zu zählen und spürte, dass ich unruhig wurde. Nachdem ich beim Zählen bei 15 angekommen war, hörte ich: „Guten Morgen!“ Jawohl! Mein Gruß war durch den Tunnel gekommen.

Ich verneige mich vor der Weisheit des alten Menschen in seiner Veränderung.

Den Tango tanzt der alte Mensch, der ein anderes Zeitempfinden hat, der sich von dieser Welt verabschiedet und in eine andere geht. Er lehrt uns innezuhalten, das Schweigen in eine Fülle von stillen Worten zu verwandeln. Mein Gegenüber, dem ich vielleicht kognitiv überlegen bin, wird zu meinem Lehrmeister auf vielen anderen Gebieten. Ich verneige mich vor dieser Weisheit des alten Menschen in seiner Veränderung.

Ottilie und ihr Hunger nach einer Umarmung

Eine andere Art von Hunger zeigte mir Ottilie, die ich über einige Jahre durch Protokolle und vor allem Videos, die Auszubildende während ihrer Arbeit mit dem Einverständnis der Angehörigen machten, kennenlernen durfte. Erfreulicherweise konnte ich ihr schließlich auch persönlich begegnen. Doch zum ersten Mal sah ich sie in einem Video. Eine Schülerin, sie hieß Kathi, begrüßte Ottilie, die im Nachthemd auf ihrem Bett saß, denn es war kurz vor der Zubettgehzeit. Auffallend war ihr dünner Zopf, der über ihren Rücken bis zu den Schulterblättern fiel und in mir das Bild einer Bergbäuerin entstehen ließ. Eine zarte und ausgemergelte Frau, weit über 80 Jahre alt. Ottilie bewunderte sofort Kathis Figur, die gekonnt mit einer Validationstechnik antwortete und fragte, für wen man denn eine gute Figur brauche. Sie nahm an, dass Ottilie von einem Mann sprechen würde. Doch Ottilie antwortete mit leiser Stimme: „Für die Mutter." Im folgenden Gespräch öffnete Kathi mithilfe von Validationstechniken die Türen zu bestimmten Lebensräumen und Ottilie betrat diese längst vergessenen Kammern. So begann die Bäuerin zu erzählen. Von ihrer Kindheit und von Entbehrungen. Von viel Arbeit und dass sie oft krank und schwach war und nicht so kräftig zupacken konnte wie ihre beiden Schwestern, die von gesunder Statur waren. In diesen Erzählungen war eine tiefe Traurigkeit zu spüren. Diese beiden Schwestern, die am Hof mehr leisten konnten als Ottilie, waren der Mutter „Liebkind", so nannte Ottilie die beiden. Sie selbst war kein Liebkind. Als Kathi sie fragte, was sie sich denn von der Mutter gewünscht hätte, sagte diese alte weise Frau mit einem gütigen Lächeln in ihrem zerfurchten Gesicht: „Eine Umarmung!" Hunger nach Liebe, nach Nähe und einer Umarmung können auch Lebensbegleiter sein. Das Erzählen von nie gestilltem Hunger kann Heilung sein.

Schmerzhafte Gefühle werden schwächer, wenn sie ausgedrückt, akzeptiert und durch einen vertrauensvollen Zuhörer validiert werden. Schmerzhafte Gefühle werden stärker, wenn sie ignoriert und unterdrückt werden.

—— Der Psychoanalytiker Sigmund Freud verglich Gefühle, die nicht wahrgenommen und anerkannt werden, mit einer tagelang eingesperrten Katze, die nicht gefüttert wird. Sie kann zu einem gefährlichen Raubtier werden. Genauso ist es mit Emotionen, die nicht genährt werden. Gefühle, die ignoriert und bagatellisiert werden, können sich in eine emotionale Lawine verwandeln. Wir wurden in unserer Erziehung und Sozialisation häufig so geprägt, dass wir Leid und seelischen Schmerz nicht sehen und spüren wollen, sondern in die finstersten Ecken unserer Seelenkammern zurückdrängen. Gefühle wollen aber nur eines, nämlich gefühlt werden. Emotionen, die jahrelang und sogar jahrzehntelang – aus welchen Gründen auch immer – verdrängt werden, fordern oft im hohen Alter ein, gesehen und gefühlt zu werden. Wenn die kognitiven Strategien des alten Menschen schwach werden, können sich die Emotionen schließlich aus ihrem Gefängnis befreien. Indem wir beispielsweise die Sehnsucht nach nie gefühlten Umarmungen zulassen und uns davon erzählen lassen, kann bei dem alten Menschen Heilung entstehen.

Agnes’ Meer aus tausend Tränen

Tief bei mir eingebrannt hat sich die Erinnerung an eine Begegnung, bei der wenig gesprochen wurde und die dennoch voller Gefühle war. In einem Seniorenheim lernte ich Agnes kennen. Ihre strahlend blauen Augen haben sich tief in mein Herz eingeprägt. Von ihrem Leben konnten mir die Pflegekräfte wenig erzählen, sie selbst war verstummt, redete nur das Notwendigste und kommunizierte mehr über ihre Tränen und über ihr

Schluchzen. Keiner kannte den Grund, das Pflegepersonal versuchte, sie zu beruhigen und aufzuheitern, doch sie weinte sich durch ihr Leben. Aus ihrer Lebensgeschichte war wenig bekannt, nur so viel, dass sie sich einst bei einem Kuraufenthalt in der Steiermark in ihren zukünftigen Mann verliebt hatte. Sie zog damals aus ihrer Heimat weg zu ihm. Bald darauf heirateten sie. Kinder gab es aus dieser Beziehung keine. Als sie alt und auf Hilfe angewiesen war, brachte sie ihr Großneffe, der einzige Angehörige, den sie hatte, zurück in ihre ursprüngliche Heimat, in eben dieses Seniorenheim. Als ich sie traf, saß sie zusammengesunken in ihrem Rollstuhl. Sie nahm mich nicht bewusst wahr. Ich trat dennoch in Kontakt mit ihr und erwähnte dabei das Schlüsselwort „Steiermark". Dieses Bundesland in Österreich war für die alte Frau mit vielen positiven Erinnerungen und Emotionen verbunden. Dort lernte sie ihren Gatten kennen und verbrachte viele Jahre mit ihm. Darum war dieses Wort ein emotionales Reizwort, ein sogenanntes Schlüsselwort für sie. Als ich diesen Auslöser, Trigger genannt, setzte, brach sie in Tränen aus.

Unsere übliche Reaktion ist es häufig, zu trösten, das Weinen zu stoppen, zu beruhigen, das Leck zu stopfen. Nicht so in der validierenden Haltung. Hier darf geweint werden. Es ist gut, wenn endlich die Tränen fließen und eine Erleichterung eintritt. Ich schwieg mit ihr, sie schluchzte und bebte am ganzen Körper. Nach einer gefühlten Ewigkeit sagte ich zu ihr: „So schwer?" Da nickte sie und weinte weiter. Wieder gefühlte und gefüllte Stille. „Was fehlt denn so?", fragte ich sie. Darauf drehte sie sich zu mir und schaute mich mit ihren strahlenden blauen Augen an. „Der Pepi", flüsterte sie. Ohne Zweifel eine emotional wichtige Person für sie. Ob Agnes kognitiv wusste, wer der Pepi war, weiß ich nicht. Aber sie wusste es bestimmt auf der emotionalen Ebene. Der Pepi fehlte, er war nicht da für sie. Leise fragte ich: „Was macht er denn, der Pepi?" Ihre Antwort kam sofort, mit einem nassen Lächeln. „Er hört zu!" Und dann sah sie mich an und ich spürte ihren Blick tief in mich hineindringen. Nie wieder hatte ich dieses Empfinden. Sie sah in mich hinein und sagte: „Aber jetzt bist ja du für mich da." Ich werde wieder gehen, wir werden uns nie wieder sehen, dachte ich. Also konnte ich ihr kein Versprechen geben, keine Hoffnung. Stattdessen nahm ich ihre Emotion und gab sie ihr zurück. „Ist es wichtig, dass jemand da ist?" Dann erzählte sie mir vom Pepi und ich wusste immer noch nicht, wer er war. Beim Verabschieden flüsterte sie mir zu: „Das eine verspreche ich dir, ich werde dich nie vergessen!" Auch ich werde Agnes nie vergessen. Und ihren tiefen Blick, der mitten in mein Herz ging.

Was war geschehen? Agnes fühlte sich von mir wahrgenommen, da ich die Stille zuließ und nicht gleich diese schweigende Fülle mit Wörtern zerriss und zerstörte. Gerade das passiert oft in der Begleitung von alten desorientierten Menschen. Wir geben ihnen und uns keine Zeit mehr. Wir stellen eine Frage und geben uns gleich selbst die Antwort. Und das Weinen anderer Menschen ängstigt uns meist, das wollen wir nicht sehen. Doch Tränen können die verhärteten Klumpen in der Seele eines Menschen aufweichen. Auch das dürfen wir von der Weisheit der Demenz lernen: Weinen kann Heilung bedeuten.

IN DER PRAXIS

—— Durch die hirnorganischen Veränderungen passiert es oft, dass das Hirnareal, in dem das Hungergefühl verankert ist, in Mitleidenschaft gezogen wird. Der alte Mensch „vergisst", dass er eigentlich essen und trinken sollte. Dieses Bedürfnis wieder zu stimulieren, gelang Mitarbeitenden eines Pflegeheimes, in dem ein biografisches Musikprojekt ins Leben gerufen worden war. Eine alte Frau saß vor ihrem Suppenteller und zeigte keinerlei Appetit. Die Familie wurde kontaktiert und gefragt, welche Musik ihre Oma am liebsten hörte. Es war eine Titelmusik aus einer sehr bekannten Volksmusiksendung. Mithilfe von Kopfhörern wurde der Bewohnerin diese Musik vorgespielt. Und was geschah? Sie ergriff den Suppenlöffel und begann zu essen. Musik kann nicht dement werden. Bis zum Schluss können wir alte Menschen, die nicht mehr wissen, wo sie gewohnt und wie viele Kinder sie geboren haben, über ihre vertraute Musik erreichen.

Die Geschichten dieser alten Menschen enthalten eine Vielzahl weiser Botschaften an uns. Sie können uns lehren, unseren Gefühlen im Hier und Jetzt mehr Raum zu geben und uns auf die Suche nach unseren wahren Bedürfnissen zu machen. Diese Geschichten können uns auffordern, Liebe und Nähe nicht nur per WhatsApp mit dem Senden von Emojis zum Ausdruck zu bringen. Berühren, drücken und halten wir einander, solange dies möglich ist. Fassen wir Mut, unsere Emotionen und unsere Verletzlichkeit auszudrücken. Emotionen sind der Spiegel unserer Seele und die lebendige Antwort auf unsere Lebensfragen. Trauen wir uns, öfter in unseren seelischen Spiegel zu schauen, und verhängen wir unser Inneres nicht, sondern zeigen wir den Gefühlen die Tür in die Welt nach draußen. Der alte Mensch ist uns tatsächlich Jahre voraus. Wir sehen oft sein Verhalten als defizitär an, da es uns nicht logisch erscheint. Wenn wir aber beginnen, mit seinen Augen zu sehen, kann sich auch uns (s)eine Weisheit erschließen.

Essen als Symbol für die Feste des Lebens, Trost und Fürsorge

Hunger hat so viele Facetten und Gesichter. Den Hunger zu stillen, ist ein elementares Bedürfnis von uns Menschen. Und Essen hat viel mit Emotionen zu tun. Feiern, egal zu welchem Anlass, ist stets mit Essen gekrönt. Fast jeder Besucher bringt dem Kranken etwas zu essen mit ins Krankenhaus. Kuchen, Schokolade, Obst – mit Essen werden Kranke gelabt und Notleidende fürsorglich getröstet.

Unsere physische Nahrungsaufnahme ist zudem stets verwoben mit unserem seelischen Geschehen und dient oft als Ersatz für emotionale Nahrung. Essen taucht daher auch vielseitig und oft symbolhaft im Verhalten von Personen in einer demenziell veränderten Phase der Aufarbeitung auf. Wenn sich diese Menschen über das Essen beschweren, Speisen zurückweisen oder mit dem vergleichen, was sie früher selbst gekocht haben, können dies Hinweise auf zu wenig Zuwendung in der Vergangenheit und auch im Jetzt sein. Bewohner und Bewohnerinnen von Pflegeeinrichtungen, die sich häufig über das Essen beklagen, können unter Einsamkeit und Isolation leiden. Häufiges Verlangen nach Essen kann auch für mangelnde Nähe oder die Sehnsucht nach der Mutter stehen.

Wichtig ist es, den alten Menschen nicht zu beschwichtigen, sondern ihm Aufmerksamkeit zu schenken. Wenn desorientierte Menschen immer wieder nach Essen schreien, kann eine Ursache dafür die Zerstörung des Kurzzeitgedächtnisses sein. Das heißt, die Erinnerung daran, gerade erst gegessen zu haben, wird kurzerhand gelöscht. Eine zweite Ursache kann die Sehnsucht nach der Hand sein, die das Essen reicht. Diesen Menschen mit Empathie, Akzeptanz, Kongruenz und Authentizität zu begegnen kann in solchen Situationen hilfreich sein.

Schokolade als Symbol der Liebe

Für viele demenziell veränderte Menschen hat Schokolade eine besondere Bedeutung. Im Zweiten Weltkrieg enthielten Pakete für Kriegsgefangene oder Soldaten an der Front als Liebesgabe oft ein Stück Schokolade. Dies ist eine Erklärung, warum die Kriegskindergeneration, die jetzt in den Seniorenheimen lebt, ihre Zuneigung so gerne durch das Schenken von Schokolade zum Ausdruck bringt. Auch das Horten von Würfelzucker oder Zuckersäckchen aus dem Kaffeehaus kann unter diesem Aspekt betrachtet werden. Mein Appell lautet daher: Nehmen Sie die Schokolade an, wenn Sie sie von alten Menschen geschenkt bekommen. Möglicherweise möchten Ihnen die alten Menschen damit ihre Zuneigung zeigen.

IN DER PRAXIS: DIE MACHT DER SPRACHE

—— Wählen Sie im direkten Umgang mit demenziell veränderten Menschen immer eine erwachsenengerechte und würdevolle Sprache. Sprechen Sie nicht von „Windeln", „füttern" und „Latzerln". Das sind Begriffe, die mit Kleinkindern assoziiert sind und für den alten Menschen sehr demütigend sein können. Verwenden Sie stattdessen erwachsenengerechte Begriffe wie „Einlagen", „Essen reichen" oder „Serviette". Jeder hat auch im hohen Alter das Recht auf eine achtsame und respektvolle Kommunikation.

Rilkes Rose

Es gibt eine Geschichte, die ich in Seminaren gern zum Abschluss erzähle. Der Dichter Rainer Maria Rilke lebte eine Zeit lang in Paris. Täglich um die Mittagszeit ging er in Begleitung einer jungen Französin an einer alten Bettlerin vorbei. Stumm nahm die Frau die Gaben der Vorübergehenden ohne jedes Anzeichen von Dankbarkeit entgegen. Rilkes Begleiterin hatte für die Bettlerin immer eine Münze bereit, der Dichter aber gab nichts. Die junge Frau war darüber verwundert. Rilke aber sagte: „Man müsste ihrem Herzen schenken, nicht ihrer Hand." Am nächsten Tag erschien Rilke mit einer wunderschönen Rose und legte sie in die Hand der Bettlerin. Da geschah etwas Merkwürdiges: Die Frau stand auf, griff nach seiner Hand, küsste sie und ging mit der Rose davon. Eine Woche lang blieb sie verschwunden. Dann saß sie wieder auf ihrem Platz, stumm und starr wie zuvor. „Wovon mag sie die ganzen Tage gelebt haben?", fragte das Mädchen. „Von der Rose", antwortete Rilke.

Es gibt viele Arten von Hunger. Wir stillen den körperlichen Hunger, vergessen aber oft den emotionalen. Für mich ist die validierende Grundhaltung, die ich einem alten desorientierten Menschen gegenüber einnehme, wie die Rose in der Geschichte über Rilke.

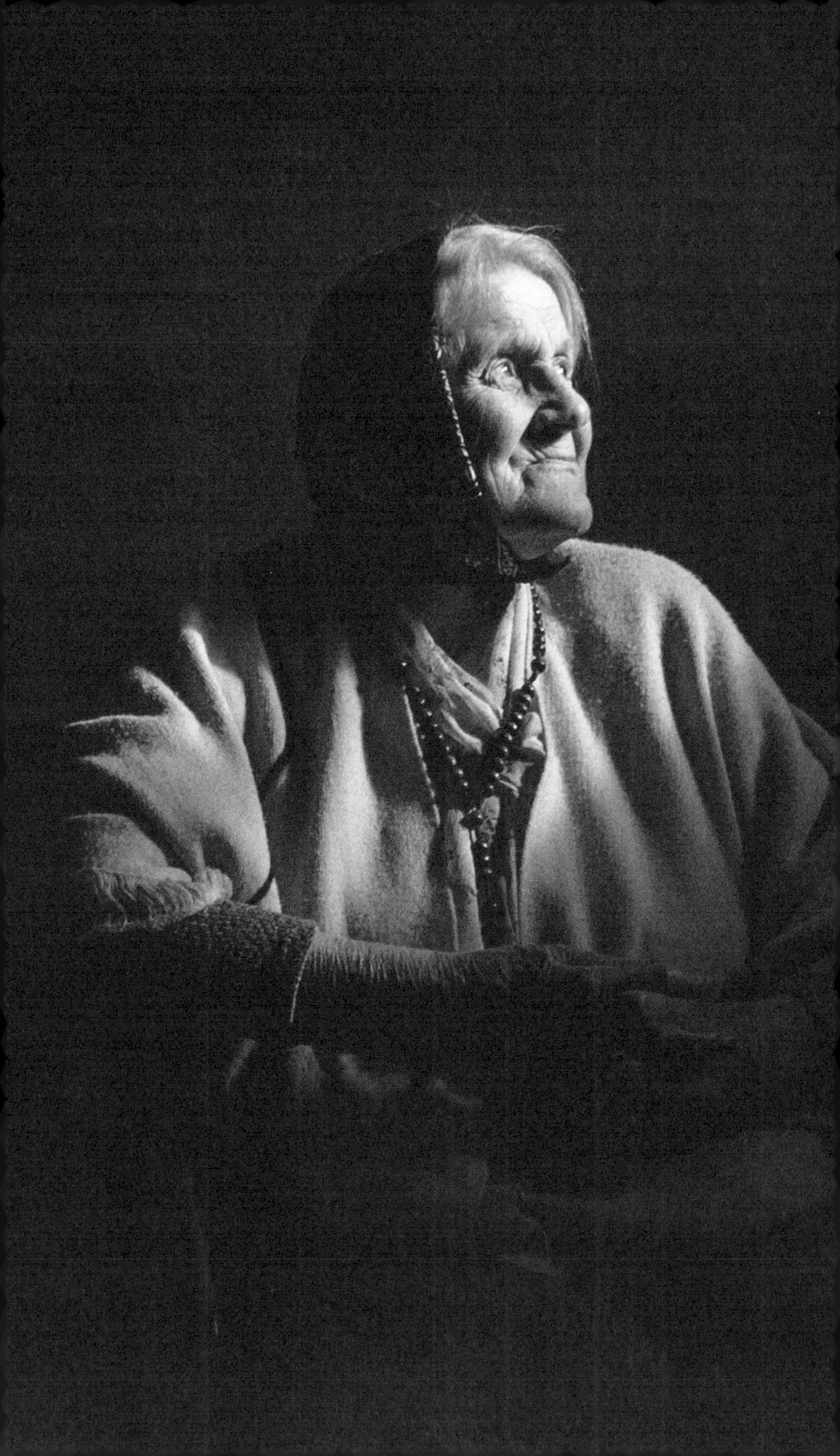

Heimat

Häufig sprechen demenziell veränderte Menschen davon, nach Hause gehen zu wollen, obwohl sie zu Hause sind. Dieser Wunsch wird in seiner tieferen Bedeutung oft missverstanden. Häufig steckt hinter dieser Formulierung vor allem die Sehnsucht nach einem Geborgensein in einer emotionalen Heimat, nach Halt und Trost. Die zeitgeschichtlichen Hintergründe der Betroffenenbiografien zu betrachten, hilft oft, diesen Wunsch besser zu verstehen.

„Lasst mich heimgehen!“ Wie oft höre ich diesen Satz von alten Menschen, die verzweifelt den Ausgang des Seniorenheims suchen oder weinend am Küchentisch sitzen und ihr Zuhause nicht mehr als solches erkennen. Heimat, daheim, zu Hause – das sind Bezeichnungen, die mit Gefühlen zu tun haben und weniger mit einem Ort. Den verzweifelten alten Menschen zieht es dorthin, wo sein Leben noch halbwegs in Ordnung war, wo er Schutz und Halt hatte und im besten Fall auch Liebe erleben konnte. Dorthin, wo seine emotionalen Wurzeln sind: nach Hause in eine emotionale Heimat. Heimat gibt Trost. Sie ist dort, wo wir verstanden werden und wo wir verstehen. Inwieweit kann sich ein alter Mensch noch verstanden fühlen in einer neuen Umgebung, in der es die Gerüche und Geräusche seiner vertrauten Heimat nicht mehr gibt?

Die erste Heimat, die ein Mensch kennenlernt, ist im Bauch seiner Mutter. Hier wird er genährt. In der Zeit unmittelbar nach der Geburt erlebt das Kind Heimat zum ersten Mal bewusst. In dieser Entwicklungszeit dreht sich sein Leben hauptsächlich um Nahrung, auch im emotionalen Sinn, und Wärme. Diese erste Heimat begleitet uns unser ganzes Leben und wir werden uns auf einer tieferen Ebene immer wieder nach ihr sehnen. Auch wenn die frühen Lebensjahre von Entbehrungen geprägt waren, wie wir es bei den Generationen der Kriegskinder und Kriegsenkel beobachten können, gibt Heimat dennoch Halt und spendet Trost, da sie vertraut ist.

Zeitgeschichtlich gibt es noch eine andere Ursache, wenn alte Menschen nach der Heimat suchen. Viele eint das Schicksal, Heimatvertriebene zu sein, die binnen Stunden ihr Hab und Gut zurücklassen und nur mit dem, was sie am Leib trugen, in eine ungewisse Zukunft aufbrechen mussten, in ein Land, wo sie nicht mit offenen Armen empfangen wurden. Oft verloren diese Menschen alles, was sie sich aufgebaut hatten. Diese Entwurzelung zeigt sich im hohen Alter manchmal in einer nächtlichen Ruhelosigkeit, die mit immer wiederkehrenden Fragen verknüpft ist wie: „Darf ich bleiben?" oder: „Darf ich heute da schlafen?". Bei anderen zeigt es sich darin, dass sie mehrere Kleidungsstücke übereinander tragen. Es ist wichtig, diese Menschen in ihrer Angst wahrzunehmen und ihnen diese Kleidungsschichten zu lassen, denn sie tragen damit ein Stück Heimat bei sich.

Den Satz „Ich will nach Hause" kann man deshalb auch anders verstehen. „Ich habe Angst", kann er bedeuten. „Ich weiß nicht, wer ich bin und wo ich bin." „Ich fühle nichts Vertrautes hier." „Ich sehne mich nach etwas, nach jemandem und kann es nicht beschreiben!" Und oft hören diese Menschen aus Nichtwissen und Hilflosigkeit und weil es ja auch stimmt, die Antwort: „Aber Sie sind doch zu Hause! Schauen Sie, da ist Ihr Zimmer!" Zwei Welten prallen hier aufeinander, zwei Wirklichkeiten geraten in Konflikt miteinander.

Die Sehnsucht nach Heimat hat meist mit Gefühlen zu tun und weniger mit einem Ort.

Berta und die verlorene Heimat

In einem Seniorenheim, in dem ich über einen längeren Zeitraum eine Validationsausbildung anbot, zog ein Tisch, an dem drei Damen saßen, meine Aufmerksamkeit auf sich. Die Frauen wirkten auf mich, als wären sie gleichzeitig einem von Naomi Feils Büchern und der US-amerikanischen Fernsehserie „Golden Girls" entsprungen: Bunt und laut lachend zogen sie mich in ihren Bann. Ein typisches Verhalten für eine beginnende Desorientierung war bereits an ihrem Äußeren zu sehen: Die Frauen legten großen Wert auf Frisur, Kleidung und überhaupt auf ihr Aussehen. Dadurch können Betroffene Rollen aus der Vergangenheit weiterleben und von Schwächen ablenken. Als ich einige Wochen später wieder ins Haus kam, saßen nur mehr zwei Damen am Tisch. Das Pflegepersonal informierte mich, dass Berta, die dritte Dame, nicht mehr aufstehen wolle und viel weinte. Keiner wusste, warum. Als ich ihr Zimmer betrat, lag sie mit dem Gesicht zur Wand im Bett. Ihre gekrümmte Körperhaltung erinnerte mich an einen Embryo, der sich selbst umarmte. Behutsam näherte ich mich, stellte mich vor und fragte, ob ich Platz nehmen dürfe. Das darauf folgende Gespräch führte mich in eine Zeit, die wohl die schlimmste im Leben dieser Frau war. Die Erinnerung daran musste all die Jahrzehnte in ihr verschlossen gewesen sein. Ein Satz, den ihre Tochter bei ihrem letzten Besuch in einem vorwurfsvollen Ton zu ihr sagte, hatte offenbar eine schmerzhafte Geschichte aus den Tiefen der Erinnerung an die Oberfläche geholt. „Du hattest nie Zeit für mich!“, hatte sie von der Tochter gehört. „Du hast mich in ein Internat gesteckt, ich hatte kein Zuhause!“

Ich begann das Gespräch wie so oft mit einer einfachen Frage. „Wie geht es Ihnen?“ Ihre Antwort war klar und knapp: „Wie soll es mir in der Endstation gehen?“ Ich wiederholte das Schlüsselwort „Endstation“, um ihr das Gefühl zu geben, dass ich ihr zuhörte und ehrlich interessiert daran war, was sie zu erzählen hatte. Auf meine Frage, was eigentlich eine Endstation sei, antwortet sie wieder, scheinbar ohne Gefühle: „Na, sterben werde ich da.“ In solchen Momenten, wo es um Tod und Sterben geht, neigen wir dazu, zu beschwichtigen, abzulenken oder Phrasen zu dreschen. Ich wollte einen anderen Weg einschlagen und ein Stück weiter in die Tiefe gelangen. Deshalb fragte ich sie, wie das für sie sei. Darauf antwortete sie knapp: „In Ordnung.“ Ich setzte nun bewusst die Validationstechnik der Pause ein, die ich gerne auch als empathische Stille bezeichne. Langsam begannen die Wörter, ihre Seelenharfe anzustimmen. Und plötzlich

Trauer, Schmerz und Wut fordern im hohen Lebensalter ihr Recht ein, gesehen zu werden.

brach es aus ihr heraus: „Aber meine Tochter sagt, ich habe sie in ein Internat gesteckt und sie hat kein Zuhause gehabt!“ Viele sind in einer solchen Situation versucht, eine Art Absolution zu erteilen. „Sie konnten ja nicht anders“, tönt es dann. So ein Satz kann aber die Gefühle, die endlich aus der Tiefe des Menschen auftauchen wollen, rasch wieder untertauchen und verschwinden lassen. Ich fragte sie also stattdessen: „Und hatten Sie ein Zuhause?“ Jetzt begann der Damm der Tränen zu brechen. „Wissen Sie, was man mit mir gemacht hat, als ich 19 war? Ich und andere Mädchen wurden nackt ausgezogen und vor den Pflug gespannt. So mussten wir die Feldarbeit machen. Wir waren weniger wert als ein Vieh.“ Diese Demütigung, die sie in ihrer alten Heimat, der damaligen Tschechoslowakei, erlitt, wurde nie psychologisch aufgearbeitet. Stattdessen hatte sie sie in ihrem Inneren versteckt. Der Satz ihrer Tochter war wohl der Auslöser, der sie diesen Heimatverlust wieder erleben ließ. Im Lauf des Gespräches erzählte mir Berta von ihrer Flucht nach Österreich. Sie hatte nur das mit, was sie am Leib trug. Ihre Eltern flüchteten mit ihrer Schwester nach Deutschland, die Familie wurde während der Flucht getrennt und sie verschlug es nach Österreich. Ihre Heimat sah sie nie wieder.

Nachdem ich Bertas Zimmer verlassen hatte, erzählte ich den Mitarbeiterinnen und Mitarbeitern des Heims die Ursache für Bertas Verhalten und versuchte, ihnen Wege aufzuzeigen, wie sie damit umgehen konnten: nicht beschwichtigen, nicht ablenken, sondern den Raum öffnen, um diesen Schmerz mithilfe von Tränen aufweichen zu können.

Was kann passieren, wenn die Emotionen von Berta nicht gesehen werden? Sie werden stärker werden, denn sie fordern ein, gesehen und gespürt zu werden. Wenn die kognitiven Schranken fallen, werden sie nicht mehr zu unterdrücken sein. Eine mögliche Folge kann dann nächtliches Wandern sein, immer auf der Suche nach der Heimat. Diesem Suchen kann der kognitiv kompetente Mensch begegnen, indem er das Schlüsselwort oder die Schlüsselaussage wiederholt. Auf die Frage „Darf ich dableiben?“ könnte man antworten: „Dableiben wollen Sie? Ist es wichtig, einen Platz zu haben?“

Trauer, Schmerz und Wut sind Gefühle, die eine tiefe Berechtigung haben. Und sie fordern in diesem hohen Lebensalter ihr Recht ein, gesehen zu werden. Durch die Validationstechnik des Wiederholens erhält der alte Mensch das Gefühl, dass jemand da ist, der ihn wahrnimmt und so annimmt, wie er ist – und nicht, wie er sein soll. Auch das gemeinsame Singen von vertrauten Kinderliedern kann ein Gefühl von Heimat erzeugen. Haken sie sich ein und gehen sie gemeinsam ein Stück. Nähe und Berührung in einer Phase der Zeitverwirrtheit können Vertrauen schaffen.

Die verlorene Heimat können wir dem alten Menschen nicht zurückgeben, aber wir können da sein, wenn er um sie weint. Ich lenke nicht ab, beschwichtige nicht und suche keine rationalen Erklärungen, sondern bin einfach da. In der gemeinsamen Stille kann schließlich auch eine Vertrautheit und eine andere Art von Heimat entstehen.

VALIDATIONSPRINZIP

Zuhören mit Empathie baut Vertrauen auf, reduziert Angst und gibt die Würde zurück.

—— Dieses Prinzip geht auf die humanistische Psychologie, besonders auf Carl Rogers, zurück, für den Empathie eine Grundvoraussetzung für ein klientenzentriertes Gespräch war. Sich hineinzufühlen in den anderen braucht oft keine großen Worte, sondern ein ehrliches Da-Sein. Gehen Sie jedoch achtsam mit Floskeln wie „Ich verstehe Sie“ oder „Ich verstehe dich“ um. Erst wenn ich in solch einer Situation war, wenn ich solche oder ähnliche Emotionen selbst gespürt habe, kann ich derlei Verständnis verbal artikulieren. Treffender kann sein: „Ich sehe Ihren/deinen Schmerz und ich bin da.“

Auch über meine Mimik und Körperhaltung kann ich dieses Da-Sein ohne große Worte ausdrücken. Ich kann meinem Gegenüber mit offenem und interessiertem Blick, mit einer zugewandten Körperhaltung und mit angemessenem und fürsorglichem Tonfall vermitteln, dass ich seinen Schmerz wahrnehme und seine Sorgen höre. Wenn ich wirklich präsent bin, kann sich mein Gegenüber verstanden sowie emotional umarmt und gehalten fühlen. Dies ist bei der Gesprächsführung mit Berta sehr gut nachvollziehbar. Indem ich zugehört habe, ohne Kommentare, ohne Ablenkungen, konnte ich ihr helfen, über dieses schmachvolle Erlebnis nach so vielen Jahrzehnten zu sprechen. Mich hineinzuversetzen in ihr Leid und in ihren Schmerz, ohne sie zu meinen Gefühlen zu machen, bedeutet, mit Empathie zuzuhören.

Dass Heimat viel mit Sinnsuche zu tun haben kann, zeigt die Geschichte von Emil. Früher übte man oft ein Leben lang den Beruf aus, den man gelernt hatte. Der Beruf bestimmte den Lebensinhalt und gab Sinn. Auch Berufe stellen daher eine Art der Heimat dar.

Emil, der Schuster auf Wanderschaft

Der 90-jährige Emil war sein ganzes Leben lang Schuster gewesen. Wie es früher üblich war, ging er mit seinen Arbeitsmaterialien von Hof zu Hof und verweilte dort eine Zeit lang, um Schuhe und Taschen zu reparieren. Als er in das Seniorenheim einzog, war seine demenzielle Veränderung schon fortgeschritten. Das Gestern wurde zum Heute und jeden Tag nach dem Frühstück nahm er seinen Stock, der wie er selbst schon etliche Wanderungen erlebt hatte, und machte sich auf den Weg, um sein Handwerk auszuüben. So, wie er es sein ganzes Leben lang getan hatte. Da das Seniorenheim in einem kleinen Dorf am Fuße einer Gebirgskette lag, ging jedes Mal eine andere Pflegeperson mit dem rüstigen alten Mann in die Berge. Manche Mitarbeiterinnen und Mitarbeiter genossen diese Wanderungen, andere kamen dem flotten alten Herrn kaum nach. Einmal musste der Rettungshubschrauber gerufen werden, da Emil in ein Gebirgswasser gefallen war. Unruhe machte sich unter dem Personal breit, da nicht jede Pflegeperson von den anstrengenden Märschen begeistert war. Daher beschloss die Pflegedienstleiterin, einen Dorfabend zu veranstalten, in dem sie Emil und seine Wanderlust vorstellte und einen Jahreskalender an die Wand hängte. Am Ende der Veranstaltung gab es keinen Tag, an dem Emil nicht einen Begleiter oder eine Begleiterin aus dem Dorf für seine Gänge ins Gebirge hatte. Mit dabei war immer sein Stock, ein ganzes Jahr lang. Nach diesem Jahr wurde Emil körperlich müde. Trotzdem wurde er weiterhin zu täglichen Runden mit dem Rollstuhl abgeholt. Und auch bei diesen Fahrten durch das Dorf war sein treuer Wanderstock dabei. Bis zu seinem Tod. Einen Menschen, der auf der Suche nach seiner Heimat ist, kann ich nicht aufhalten. Zu groß sind der Wunsch und die Sehnsucht, noch einmal dort hinzugehen, wo er sich daheim fühlte.

VALIDATIONSPRINZIP

Früh erlerntes Verhalten kehrt zurück, wenn die verbalen Fähigkeiten und das Kurzzeitgedächtnis versagen.

—— Dieses Prinzip beruht auf dem Schweizer Psychologen Jean Piaget. Es besagt, dass Bewegung vor Sprache kommt. Dieses Phänomen ist bei Menschen mit Demenz häufig zu beobachten. Manche gehen schweigend und unermüdlich die Gänge in den Seniorenheimen auf und ab, andere saugen mit dem Mund an den Händen, wie es ein Baby tut, oder erfinden neue Worte, indem sie mit Mund- oder Lippenbewegungen experimentieren.

Antonias Besuche zu Hause

Auch die nächste Geschichte zeigt, mit welchem Engagement diese unbändige Sehnsucht, nach Hause zu gehen, erfüllt werden kann. Darüber hinaus ist sie ein schönes Beispiel dafür, wie die Menschlichkeit über Medikamentengabe siegen kann. Antonia schien im Seniorenheim zufrieden zu sein. Sie nahm an den Veranstaltungen teil, sang in der Singgruppe mit, beteiligte sich an den wöchentlichen Kochveranstaltungen. Nur einmal pro Woche, meist am Wochenende, packte sie ihre Fotos, das Gebetbuch und den Rosenkranz in ihre Handtasche, band sich ihr Kopftuch um, marschierte in den Ort und wartete auf den Bus. Sie stieg ein und kaufte sich beim Fahrer ein Ticket in den Ort, in dem ihre Tochter wohnte. Dieses Dorf war ungefähr 15 Kilometer vom Seniorenheim entfernt. Dort angekommen ging sie von der Bushaltestelle zum Haus ihrer Tochter und trank mit ihr einen Kaffee. Die Tochter brachte Antonia anschließend wieder ins Seniorenheim zurück. Die Pflegedienstleitung, die eine Ausbildung in Validation hatte, suchte das Gespräch mit der Tochter und vermittelte ihr, dass ihre Mutter in einer Phase der Aufarbeitung sei. Gemeinsam erarbeiteten sie einen Plan, um die wöchentlichen und manchmal auch täglichen Busfahrten zu organisieren. Die Heimleitung nahm Kontakt mit der Busgesellschaft auf und mit dem Einverständnis der Tochter wurde das Bild der alten Dame vervielfältigt und an die Busfahrer und Busfahrerinnen dieser Linie verteilt. Die Heimleitung vereinbarte mit ihnen, dass die alte Frau vor dem Haus der Tochter aussteigen durfte. Im Heim achtete das Pflegepersonal darauf, dass Antonia gutes Schuhwerk trug. Sie hatte immer genug Kleingeld für den Bus mit und so konnte sie immer wieder, wenn sie etwas zu Hause „zu erledigen“ hatte, gut versorgt und unterstützt heimfahren. Der Winter kam. Und auch der Lebenskreis von Antonia begann, sich zu schließen. Der Wunsch, nach Hause zu gehen, blieb. Doch wenn immer sie das Heim verließ, kehrte sie bereits nach ein paar Schritten, eingehängt bei einer Pflegeperson, wieder zurück und verschob die Fahrt nach Hause auf den nächsten Tag: Sie sei zu müde, das Wetter passe ihr nicht und ihre Tochter sei ja wahrscheinlich in der Arbeit. Sie konnte ihr Bedürfnis leben, sie fühlte sich ernst genommen. Und eines Morgens lag sie tot in ihrem Bett. Sie war für immer heimgegangen.

VALIDATIONSPRINZIP

Mangelhaft orientierte und desorientierte alte Menschen sollten akzeptiert werden, wie sie sind. Wir versuchen nicht, sie zu verändern.

—— Dieses Prinzip finden wir ebenfalls in verschiedenen Formen bei dem Psychologen Carl Rogers, und auch bei Sigmund Freud. Beide sagen, dass eine Verhaltensänderung nur mit einer kognitiven Einsicht möglich ist.

Der Wunsch dieser beiden alten Menschen, nach Hause zu gehen, zeigte sich bei Emil und Antonia unterschiedlich, aber bei beiden mit einer vehementen Konsequenz. Für Emil war Heimat mit Arbeit, Leistung, Verantwortung und Pflichterfüllung verbunden. Und bei Antonia äußerte sich die Sehnsucht nach Familie durch ihre oftmaligen Besuche. Nie zeigte sich bei beiden der Wunsch, nicht mehr zurück ins Seniorenheim zu gehen. Das Bedürfnis, ihr altes Leben zu besuchen und eine kurze Zeit dort zu verweilen, war gestillt und somit war wieder Ruhe in ihr Inneres eingekehrt.

WANDERN ALS AUSDRUCK EINES VERLANGENS

Alte Menschen, die wandern, können meist nicht durch kognitive Gespräche und Erklärungen zum Umkehren bewegt werden, denn sie suchen Linderung ihres Verlangens. Wie stark dieser Wunsch sein kann, habe ich bei einer sehr alten Bewohnerin erlebt, die keine Nahrung mehr zu sich nahm und palliativ betreut wurde. Aber heim wollte sie, unbedingt! Ich wusste, dass es kein Ort, sondern ein Gefühl war. Mithilfe einer zweiten Pflegeperson gingen wir gemeinsam langsam und behutsam die paar Schritte von ihrem Bett bis zur Tür. Dort lächelte sie, bedankte sich und verlangte wieder nach ihrem Bett. Heimat kann manchmal auch in wenigen Minuten gefühlt und erlebt werden.

Symbole

Symbole können helfen, Bedürfnisse auszudrücken. Bei Emil war es der Wanderstock, der einerseits sein Mann-Sein veranschaulichen und auch als Symbol für Freiheit und Leben angesehen werden kann. Ich habe eine Bewohnerin erlebt, die den Gehstock mit ins Bett genommen hat. Sie erklärte dem Pflegepersonal, dass dieser „Hausfreund" auf sie aufpasse. Antonia brauchte ihre Handtasche, wenn sie „nach Hause" ging. Sie hatte sie früher für ihre sonntäglichen Kirchenbesuche verwendet. Das Seniorenheim verließ sie nie ohne ihre Handtasche, die sie mit wichtigen Gegenständen füllte. Für sie war die Handtasche bedeutsam, was immer sie auch symbolisierte: Familie, Heimat oder Glaube.

IN DER PRAXIS

—— Vor allem Frauen in einer fortgeschrittenen demenziellen Veränderung haben die Sehnsucht, nach Hause zu gehen. Sich um jemanden zu sorgen, sich zu kümmern, aber auch umsorgt und umhegt zu werden, ist durch Erziehung und zeitgeschichtliche Prägung ein besonderes Thema für Frauen. Ich empfehle daher, diese Menschen nicht zu korrigieren und „beweisen" zu wollen, dass das Zuhause hier sei. Gehen Sie stattdessen möglichst liebevoll auf das Gefühl ein. „Fehlt es so?" „Vermissen Sie es?" Indem Sie die Sehnsucht akzeptieren und die Gefühle in Worten wiedergeben, kann der alte Mensch eine andere Art der Geborgenheit und des Angenommenseins erfahren. Auch das Singen alter Kinderlieder oder das Beten vertrauter Gebete mit einer liebevollen Stimme kann Heimat bedeuten.

Gerade im fortgeschrittenen

Stadium der Demenz zeigt sich oft ein verstärkter Bewegungsdrang. Wir können das Gehen unterstützen, indem wir alte Volkslieder singen. Der alte Mensch fühlt sich dabei wohl. Musik ist oft der Königsweg bei der Begleitung von demenziell veränderten Menschen.

AUSLÖSER FÜR DIE SUCHE NACH DER HEIMAT

Was veranlasst nun den demenziell veränderten Menschen, seine Sachen zu packen und sich auf die Suche nach seiner Heimat zu machen oder „nach Hause“ zu gehen? Meist sind es emotionale Stromstöße, die dieses Verhalten auslösen. Um die Auslöser oder Trigger zu finden, ist es wichtig, dem roten Faden auf die Spur zu kommen. Im Seniorenheim empfehle ich eine engmaschige Dokumentation. Detektivische Teamarbeit ist dabei sehr wichtig. Auch zu Hause ist es hilfreich, zu dokumentieren. Am besten haben Sie ein Heft griffbereit, um sich Notizen machen zu können.

Ein Auslöser für die Suche nach der Heimat kann ein tageszeitliches Ereignis sein. Immer wenn es still im Haus wird oder die Mitbewohner ihre Zimmer aufsuchen, fühlt sich der alte Mensch seines Sicherheitsnetzes beraubt. Und Heimat ist Sicherheit und Schutz. Der Aufbruch der anderen kann bei dem Betroffenen das Bedürfnis auslösen, sich auch auf den Weg zu machen. Achten Sie darauf, dass gerade zur Mittags- und Abendzeit, wenn die Senioren ihre Zimmer aufsuchen, diese Menschen, die dann verzweifelt den Ausgang suchen, nicht allein sind. Ich weiß, dass es eine Meisterleistung für das Pflegeteam bedeutet, personaltechnisch so zu jonglieren, dass in diesen speziellen Situationen Zeit und Kapazitäten zur Verfügung stehen. Im Idealfall hat die Dokumentation den jeweiligen Auslöser für das Heimgehen zutage gebracht, sodass die Pflegenden vorbereitet sind. Es empfiehlt sich, nicht zu warten, bis es zu einem emotionalen Ausbruch kommt, sondern schon vorher das Ventil zu öffnen. Dies kann letztlich Arbeit und Aufregung ersparen.

Mit Musik zu arbeiten oder die Menschen nicht allein zu lassen können Möglichkeiten sein, die Situation zu entschärfen. Auch sinnvolle Aufgaben, die man je nach Biografie einsetzen kann, können diese Funktion erfüllen. Beobachten Sie, ob der Betroffene diese Tätigkeiten gern ausführt. Amalia, von der ich zu Anfang erzählte und die immer wieder ihren Vater suchte, war von Beruf Chefsekretärin bei einer großen internationalen Firma gewesen. Mit hauswirtschaftlichen Arbeiten konnte ich ihre Bedürfnisse nicht befriedigen. Also gestaltete ich ihr einen Schreibtisch. Ich besorgte eine Reiseschreibmaschine, Papier, Mappen, Locher, Blei- und Buntstifte. Ihre Aufgabe war es, Kochrezepte abzuschreiben. Sie wusste nicht mehr, wo ihr Zimmer war, aber diese Bürotätigkeiten waren im Langzeitgedächtnis gespeichert und in dieser Phase abrufbar. Zufrieden lächelnd konnte sie ihre Rolle als Sekretärin leben.

Ein engagiertes und kreatives Seniorenheim hat diese Aufbruchstimmung mancher Heimbewohner und Heimbewohnerinnen dadurch unter Kontrolle bringen können, dass sie am Abend alle Wandernden an einem Tisch mit einer Mitarbeiterin zusammengesetzt haben. Man erzählte sich Geschichten, las Märchen vor, sang, hörte Musik und lachte. Jeden Abend wurde an diesem Gemeinschaftstisch ein alter Mensch aus diesem Kreis mit einem Lied verabschiedet. So löste sich die Spannung auf und eine Gemeinschaft konnte entstehen.

Auch Angehörige, die sich nach einem Besuch verabschieden, können die Suche auslösen. Verständlicherweise fürchten Besucher, dass beim Verabschieden der Wunsch geäußert wird: „Nimm mich mit!“ oder: „Ich will auch heimgehen!“. Oft kommt es zu herzzerreißenden Situationen, die wehtun. Aus diesem Grund versuchen Angehörige manchmal, mit einer Notlüge aus dieser brenzligen Situation herauszukommen. „Ich komme gleich! Ich geh nur aufs WC!“, wird dann vorgetäuscht, um sich heimlich davonzumachen. Diese Strategie kann zu Kränkungen und Enttäuschungen führen. Reden Sie stattdessen im Vorfeld mit dem Pflegepersonal und geben

Sie ein Zeichen, wenn Sie gehen wollen. Eine Pflegekraft kann Sie dann ablösen, damit beim Betroffenen nicht das Gefühl entsteht, verlassen zu werden. Vermeiden Sie in diesen Situationen die Wörter „gehen“ und „kommen“, denn sie können zum „Mitgehen“ und „Mitkommen“ auffordern. Alternativen können sein: „Ich schaue wieder weiter“ oder: „Ich schaue wieder vorbei“.

Auf einen weiteren Auslöser weist Michael Schmieder in seinem Buch „Dement, aber nicht bescheuert“ hin. Der ehemalige Leiter des Schweizer Seniorenheims Sonnweid beschreibt Fotos als möglichen Trigger. Stellen Sie sich vor, Sie sind am Beginn einer demenziellen Veränderung, sitzen in Ihrem Zimmer des Seniorenheims und betrachten die Bilder Ihrer Kinder. Sie können anfangs noch gut unterscheiden, dass Sie hier und Ihre Kinder dort sind. Wenn die kognitive Veränderung allerdings fortschreitet, können zeitliche und räumliche Ebene schwimmen wie Eisschollen. Eine gute Beobachtungsgabe ist dann hilfreich. Taucht der alte Mensch kurze Zeit, nachdem er ins Zimmer gegangen ist, angezogen, mit Handtasche und bereit zum Aufbruch auf oder ruft er nach seinen Kindern, dann können die Fotos an den Wänden in seinem Zimmer der Motor für dieses Verhalten sein. Schmieder empfiehlt, dem Auslöser in einem gemeinsamen Gespräch zwischen Pflegeteam und Angehörigen auf die Spur zu kommen und – in diesem Fall die Fotos – zu entfernen. Das bedeutet nicht, dass die Kinder in Vergessenheit geraten sollen. Stattdessen können die Familienmitglieder und die Betreuungspersonen gemeinsam mit dem alten Menschen Bilder aus der Vergangenheit in einem Fotobuch ansehen und über die Personen auf den Fotos und die früheren Zeiten sprechen. So stellen sie eine Verbindung her und lassen eine neue Heimat wachsen.

Zum Abschluss möchte ich Ihnen noch zwei grundlegende Erkenntnisse aus meiner praktischen Erfahrung mitgeben: Versuchen Sie nie, jemanden am Verlassen des Seniorenheimes zu hindern, indem Sie ihn berühren. Der verzweifelte alte Mensch, der oft panikartig seine verlorene Heimat sucht, wird sich möglicherweise vehement wehren. Gehen Sie stattdessen mit ihm mit, begleiten Sie ihn auf seiner Suche. Dadurch können Sie Vertrauen aufbauen. Fragen Sie ihn nach seiner Heimat, bleiben Sie aber in der Gegenwart mit Ihren Fragen, denn für ihn ist das „Gestern" das „Heute", seine Heimat existiert häufig noch. Oft wird er nach einigen Runden Gehen ruhiger und es ist möglich, die Wanderung wieder Richtung Seniorenheim zu lenken. Dabei können Sie die Musik einsetzen, um Emotionen wie Trauer oder Angst eine Ausdrucksmöglichkeit zu geben. Ein passendes Lied zu hören oder zu singen ermöglicht es vielleicht, die Emotionen „rauszuschmettern". Manche Pflegende wenden ein, dass sie keine musikalische Begabung hätten. Glauben Sie mir, der alte Mensch wird Sie nicht benoten. Vielleicht wird er lachen! Und Humor ist in dieser oft angespannten Situation auch ein Weg, um aufgestaute Gefühle freizulassen. Erklären Sie nicht und versuchen Sie nicht, auf der kognitiven Ebene an seine Einsicht zu appellieren. Jemand, der so in seinen Wunsch, nach Hause zu gehen, verstrickt ist, kann nicht auf rationale Einwände mit Einsicht reagieren. Stattdessen ist die Reaktion oft heftige Ablehnung.

DIE BOTSCHAFT DER WEISHEIT: WAS BEDEUTET HEIMAT FÜR MICH?

Heimat hat viele Gesichter. Meist nehmen wir Heimat als den Ort an, an dem wir leben. Doch wir können uns auch heimatlos fühlen, wenn wir einen geliebten Menschen verlieren. Wenn Beziehungen auseinandergehen, geht dabei immer auch ein Stück Heimat verloren. Auch eine politische und religiöse Gesinnung kann dazu beitragen, Heimat zu erleben oder ihren Verlust zu spüren. Heimat bedeutet also auch Orientierung und Stabilität.

Heimat ist ein universeller und auch ein individueller Begriff. Wir sollten uns öfter die Frage stellen: Was ist Heimat für mich? Ein Gefühl? Ein Ort? Kann ich Heimat in einer Person finden? Gibt es eine innere Heimat? Indem wir darüber nachdenken, können wir uns mit unseren Wurzeln und unserer eigenen Identität auseinandersetzen.

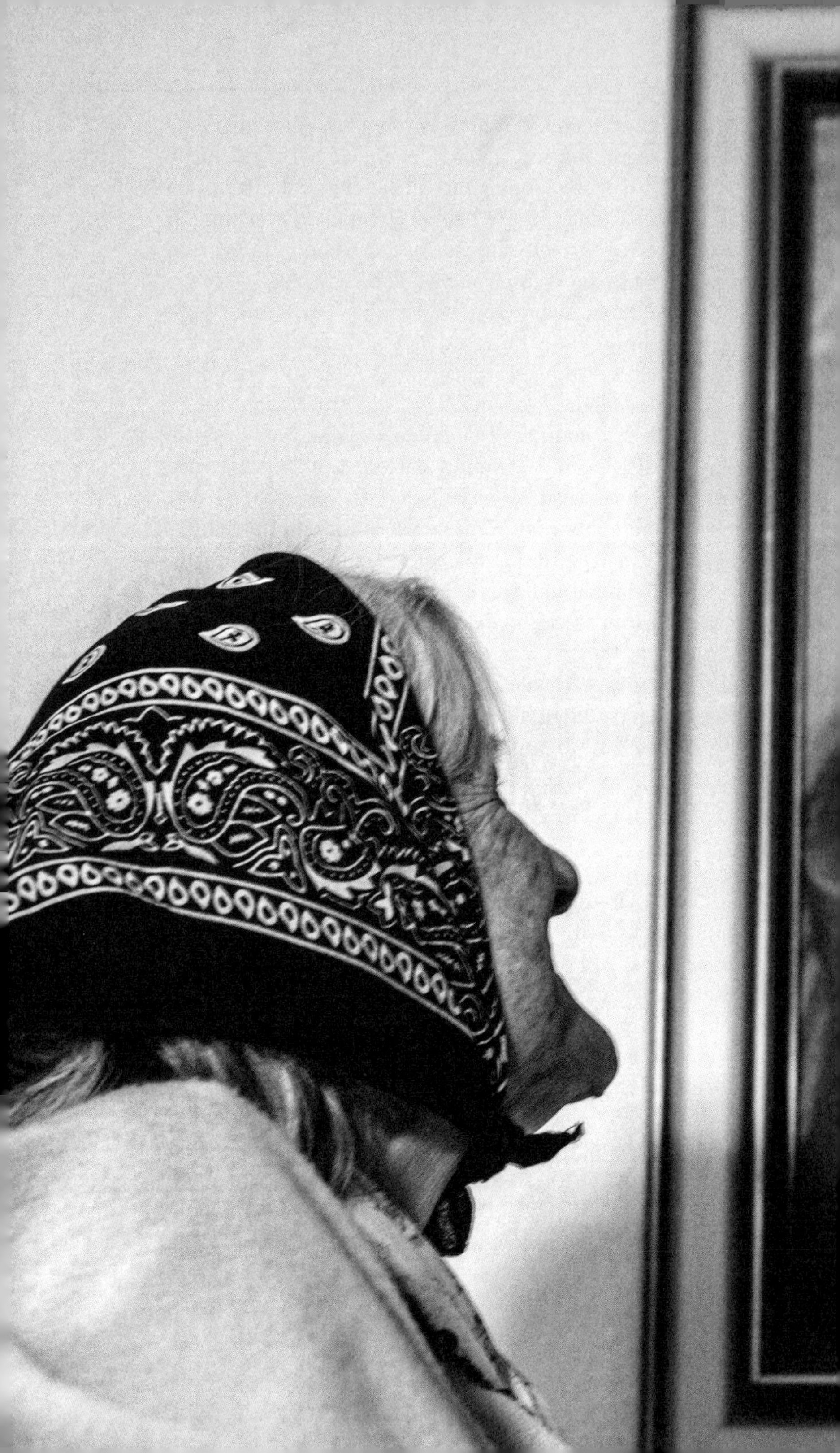

Rollenwechsel

Die sozialen Rollen, die wir in unserem Leben spielen, bestimmen häufig unser Sein, mit ihnen erfüllen wir unsere vielen Lebensaufgaben. Sie sind einem steten Wandel unterworfen und Teil unserer Entwicklung. Ein kleines Mädchen wird zur Frau, eine Studentin zu einer Chefin, ein Sohn zum Vater, ein Vater zum Rentner, ein Freund zum Geliebten und später vielleicht zum Ehemann. Wenn der Abschied von ausgedienten Rollen nicht gelingt oder wichtige Lebensabschnitte nicht bewältigt wurden, kommen sie oft am Ende des Lebens an die Oberfläche und wollen ein letztes Mal betrachtet werden.

Das Leben eines Menschen ist von einem stetigen Wandel seiner sozialen Rollen geprägt. Laut Ursula Lehr, einer deutschen Gerontologin und Psychologin, erleben wir Menschen durchschnittlich 17,5 markante Einschnitte in unserem Leben. Davon, so Lehr, erfahren wir zwei Drittel als negativ und nur ein Drittel als positiv. Die Expertin berichtet, dass Frauen eher über zwischenmenschliche Ereignisse aus ihren Lebensgeschichten erzählen, Männer hingegen mehr über berufliche Belange.

Erik Erikson teilt das Leben in acht Stufen ein und ordnet jedem Lebensabschnitt eine Aufgabe zu, die erfüllt werden soll. Wird sie nicht erfüllt, wird diese Lebensaufgabe in eine Art Rucksack gesteckt und der Mensch erklimmt die nächste Lebensstufe mit diesem Lebensrucksack auf dem Rücken. Er hat die Möglichkeit, diese unerfüllten Aufgaben auch später – gegebenenfalls mit professioneller Hilfe – zu bewältigen. Wenn ihm das nicht gelingt, so Naomi Feil, beginnt am Ende des Lebens die Aufarbeitung dieser nicht gelösten Lebensthemen.

Eine bemerkenswerte Frau, die ich kennenlernen durfte, war Ernestine. Ihre Lebensgeschichte löste in mir eine Erkenntnis aus: Wir schlüpfen immer wieder in neue Rollen, vergessen oft, uns von den alten zu verabschieden, und drohen manchmal von diesen vielen unterschiedlichen sozialen Rollen eingeengt und bisweilen sogar erstickt zu werden.

Ernestine, die Frau mit dem Kimono

Ernestine war eine Akademikerin aus einer Großstadt, die zu jener Zeit in das Seniorenheim einzog, als ich gerade dabei war, zu kündigen. Ich sehe sie noch vor mir:

eine große und schlanke Dame, die in einem Seidenkimono auf dem Gang dahinschwebte. Sie forderte als erste Bewohnerin einen Internetanschluss, da sie auf ihrem Laptop online Patiencen legen wollte. Sie war anders, das war offensichtlich. Ich selbst war gerade im Begriff, mich von meinem Arbeitsplatz abzunabeln, um mich beruflich zu verändern, als ich diese beeindruckende Frau näher kennenlernen durfte. Sie vertraute mir ihre Lebensgeschichte an, einen Schatz an Weisheit, Tränen, Leid und Tragik. Gebannt lauschte ich ihren Erzählungen, sie nahm mich förmlich mit in eine andere Zeit.

Hineingeboren in eine gutbürgerliche Familie, war es ihr und ihren beiden Schwestern möglich, ein Gymnasium zu besuchen. Die Sommerferien verbrachten die Mädchen mit ihren Eltern häufig auf dem Lande zur „Sommerfrische". Eigentlich wollte Ernestine Medizin studieren, aber die Nationalsozialisten beschränkten die Anzahl der Frauen, die zum Studium zugelassen wurden. Nur insgesamt zehn Prozent der Studierenden an der Universität durften weiblich sein. Bestrebt, dennoch eine Hochschule besuchen zu dürfen, schrieb sich Ernestine schließlich für Bodenkultur ein, da in diesem Studiengang noch Plätze für Frauen frei waren. In dieser Phase lebte Ernestine die Rolle einer zielstrebigen Studentin, in einer Zeit, in der es für junge Frauen alles andere als selbstverständlich war, sich einem naturwissenschaftlichen Studium widmen zu können. Neben dieser Lebensrolle vollzog sich aber auch ein erster gravierender Verlust auf ihrer Lebensschiene: die fehlende Freiheit, sich für ihren Traumberuf Ärztin zu entscheiden.

Am Ende des Lebens beginnt häufig die Aufarbeitung nicht gelöster Lebensthemen.

Ernestine war eine attraktive junge Frau, redegewandt, charismatisch und lebendig. Es dauerte nicht lange, da lernte sie während ihres Studiums einen bezaubernden jungen Mann kennen. Sie verliebte sich unsterblich in ihn und erwartete schließlich ein Kind von ihm.

Die Freude war groß, doch währte sie nur kurz, denn die große Liebe verließ sie bereits wenig später und zog nach Deutschland – noch bevor das gemeinsame Kind geboren wurde. Von der Rolle einer jungen, bis über beide Ohren verliebten Jungakademikerin und vorfreudigen werdenden Mutter wurde sie nun unsanft und kurzfristig in die Rolle der verlassenen Schwangeren gedrängt. Der zweite schmerzhafte Punkt auf ihrer Lebenszeitskala: der Verlust ihrer großen Liebe.

Ihr Sohn wurde schließlich geboren, unehelich, was zu dieser Zeit für eine Akademikerin eine große soziale Herausforderung darstellte. Doch gerade diese Situation, gesellschaftlich nicht makellos zu sein, schien Mutter und Sohn die nächsten Lebensjahre eng zusammenzuschweißen. Ernestine arbeitete hart und kletterte in dieser Zeit die Karriereleiter hoch. Sie wurde zu einer anerkannten Führungskraft, leitete die Großküchen einiger Studentenheime und lebte gemeinsam mit ihrem Sohn in der Großstadt. Ihre Rolle war nun jene einer hart arbeitenden Alleinerziehenden, die scheinbar unerschöpfliche Kräfte hat, beruflich erfolgreich ist und als verantwortungsvolle Mutter gut für ihren Sohn sorgt.

Als ihr Sohn um die 20 Jahre alt war, nahm sie Kontakt zum Kindsvater auf und schlug ein Treffen vor, damit Vater und Sohn sich kennenlernen können. Der Vater, der in Deutschland eine Familie hatte, willigte sofort ein, erschien dann aber nicht zum vereinbarten Treffen. Enttäuscht fuhr Ernestine mit ihrem Sohn zurück nach Österreich. Einige Tage später erhielt sie eine Todesanzeige. Der Mann, ihre erste Liebe und der Vater ihres Sohnes, war wenige Tage zuvor plötzlich an Herzversagen verstorben. Abermals ein schmerzlicher emotionaler Verlust auf ihrer Lebensleiste. Auch der Wunsch, Vater und Sohn mögen in Kontakt sein, wurde nicht erfüllt.

Der vaterlose Sohn blieb bei seiner Mutter, die ihn auf seinem weiteren Lebensweg stets unterstützte und schließlich mit Stolz und Freude miterleben durfte, dass aus ihrem Sohn ein erfolgreicher Diplomingenieur wurde. Ernestine nahm nun auch die Rolle einer stolzen Mutter ein. Einige Jahre waren Mutter wie Sohn beruflich sehr erfolgreich und bauten schließlich mit den Früchten ihrer Arbeit gemeinsam ein Haus. Ernestine kam nun bereits in die Rolle der Pensionistin und zog sich aus dem Erwerbsleben zurück. Das Haus bauten die beiden in jener Gegend, die Ernestine als Kind so geliebt hatte und wo sie mit ihrer Familie immer die Sommerferien verbringen durfte. Mutter und Sohn zogen also gemeinsam in dieses Haus und kurz schien es, als würde Ernestine nun die Früchte eines fordernden Lebens ernten können. Das Haus war traumhaft, der Sohn beruflich und gesellschaftlich gut integriert, die Mühen des belastenden Führungsdaseins lagen hinter ihr. Es schien, als kehre nun Entspannung in ihr Leben ein. Doch diese Entspannung war nicht von langer Dauer. Wenige Jahre nach dem Einzug in jenes Haus zwang das Leben Ernestine abermals einen Rollenwechsel auf. Als sie eines Tages nach einem Ausflug nach Hause kam, fand sie ihren knapp 40-jährigen Sohn leblos vor. Wie sein Vater starb auch der Sohn an plötzlichem Herzversagen. Sie musste nun die Rolle einer Mutter, die ihr einziges Kind verloren hat, übernehmen und ein weiterer tiefer Verlust grub sich in ihrer Lebensleiste ein.

Wenn wir älter werden, ist es oft schwer, unseren gewohnten Rollen gerecht zu werden.

Ernestine schleppte sich nun durch ihre nächsten Lebensjahre. Die Verluste wogen schwer, eine Bewältigung der seelischen Schmerzen rückte in weite Ferne. Unterstützung holte sie sich nicht, war sie doch gewohnt, stets alles allein zu meistern. Um mit dem Alleinsein besser zurechtzukommen, nahm sie sich einen Hund und spazierte stundenlang mit ihm durch die Wälder. Ihre einzige Freundin, die mir später die zweite Hälfte von Ernestines Lebensgeschichte erzählte, kümmerte sich ein wenig um sie. Als der Hund eines Tages krank wurde und schließlich eingeschläfert werden musste, versank die einst so selbstständige, aktive und kommunikative Frau in eine tiefe Trauer.

Nach kurzer Zeit begann Ernestine, die Pflegepersonen, die zu ihr nach Hause kamen, zu beschuldigen, ihr Geld und ihren Schmuck zu stehlen. Erklärungen und Beteuerungen der Helfer und Helferinnen nützten nichts. Schließlich wurde der Vertrag zwischen Ernestine und der Pflegeorganisation aufgelöst. Nun war sie in der Rolle der schwierigen Alten angelangt und hatte kaum mehr Sozialkontakte.

Ihrer einzigen Freundin gelang es schließlich, Ernestine zu überreden, in ein Seniorenheim zu ziehen, wo ich sie schließlich kennenlernte. Anfangs konnte Ernestine ihre kognitiven Defizite noch sehr gut verbergen. Mit brillantem, sarkastischem Humor überspielte sie ihre Vergesslichkeit. Sie war immer noch wortgewandt und mit ihrer Umgebung wieder mehr in Kontakt. Doch nach kurzer Zeit begann diese äußere Fassade zu bröckeln. Ihre Verzweiflung über ihren geistigen Verlust zeigte sich darin, dass sie über das Essen schimpfte. Einmal war es versalzen, dann wieder zu sauer, nichts passte ihr. Der Küchenchef bemühte sich, fragte sie nach ihren Vorlieben. Doch Ernestine zog sich mehr und mehr zurück. Sie, die einst so redselig war, suchte keinen Kontakt mehr zu den anderen Bewohnern und Bewohnerinnen. Immer seltener verließ sie ihr Zimmer. Ihr Lebensraum wurde immer kleiner, zum Schluss wollte sie auch ihr Bett nicht mehr verlassen.

Beeindruckend war schließlich ihr Sterben. Unter den Pflegenden hatte sich Ernestine bereits kurz nach ihrem Einzug eine Lieblingsschwester auserkoren. „Eine Tochter, wie ich mir immer eine gewünscht hatte", so erzählte sie mir einmal mit einem milden Lächeln. Als sie spürte, dass ihr Ende nahte, läutete sie noch einmal von ihrem Bett nach jener Pflegeperson. Als sie in ihr Zimmer kam, bat Ernestine sie um eine feste Umarmung. Und so starb sie schließlich in den Armen einer Frau, die für sie „fast wie eine Tochter war" und mit der sie wohl ein warmes, liebevolles Gefühl verbunden haben musste. So tragisch das Leben dieser Frau in vielen Facetten von Verlust und Schmerz geprägt war, so selbstbestimmt hatte sie sich schließlich am Ende ihres Lebens noch eine letzte, liebevolle Umarmung geholt.

Soziale Rollen bestimmen unser Leben. Wenn wir älter werden, wird es aufgrund der damit verbundenen Veränderungen oft schwer, diesen Rollen gerecht zu werden. Wie stark der Wunsch nach einer neuen Rolle sein kann, zeigt die Geschichte der sehr alten Cäcilia, die zum Schluss noch eine Rolle erleben wollte: die der Ururgroßmutter.

Cäcilia mit dem schwarzen Zopf

Ihren hundertsten Geburtstag feierte die rüstige Seniorin mit einer Kutschfahrt. Die ehemalige Greißlerin konnte spannende Geschichten von früher erzählen. Sie wurde in die Donaumonarchie hineingeboren, erlebte zwei Weltkriege und war stolz, einen Laden zu führen, der für sein vielfältiges Angebot weit und breit bekannt war. Kilometerweit musste sie mit ihrem Leiterwagen in der Nacht zur nächsten Bahnstation gehen, bei jedem Wetter, um die Ware vom Zug abzuholen: Stoffballen, Nähzubehör, auch Handwerkszeug für die Männer. Sie war dafür bekannt, dass sie alles besorgen konnte. Stolz war sie auch auf ihr einziges Kind, eine Tochter, die in ein Adelsgeschlecht einheiratete. Besonders viel Wert legte Cäcilia auf ihre Haare. Die wenigen, die sie in ihrem hohen Alter noch hatte, mussten regelmäßig tiefschwarz gefärbt werden. Punkt sechs Uhr früh saß sie bereits am Bett und wartete auf den Nachtdienst. Der durfte keine Minute vor sechs Uhr früh und nicht verspätet ihr Zimmer betreten. Mit folgendem Ritual begrüßte dann Cäcilia, die wir respektvoll Gräfin nannten, den beginnenden Tag. Die Pflegekraft rieb ihr mit einer von Cäcilia selbst angesetzten Tinktur aus Rosskastanien, die sehr intensiv roch, zuerst die Schultern ein. Währenddessen erzählte Cäcilia eine Geschichte von früher. Anschließend zauberte man mit den wenigen Haaren einen Zopf, der ihr weit über den Rücken reichte. Jeden Morgen dasselbe Ritual, keine Abweichungen.

Cäcilia wurde 103 Jahre alt und ihr sehnlichster Wunsch war, ihren Ururenkel aus London noch kennenzulernen. Kurz vor ihrem 104. Geburtstag war es dann so weit: Die Familie reiste aus London an und Cäcilia hielt ihren Ururenkel, auf den sie so sehnsüchtig gewartet hatte, in ihren Armen. Einen Monat später sollte ihr 104. Geburtstag gefeiert werden, doch plötzlich trat eine unerwartete Veränderung ein. Cäcilia weigerte sich, die Haare zu waschen, zu färben und sich zu pflegen. Sie legte auch keinen Wert mehr darauf, dass ihr täglich ein Zopf geflochten wurde. Und ein paar Tage vor ihrem Geburtstag lag sie schließlich tot in ihrem Bett. Sie hatte ihre letzte Lebensrolle gelebt, wenn auch nur für kurze Zeit: Sie war Ururgroßmutter gewesen.

Symbol

Für Cäcilia waren ihre Haare das Symbol für ihr Frausein und ihre soziale Rolle als Geschäftsfrau. Als sie das Baby gehalten und damit ihre Rolle als Ururgroßmutter erfüllt hatte, gab sie alle übrigen Rollen ab, indem sie zeigte, dass ihre Haare ihre Kraft und Bedeutung verloren hatten.

Einmal Mutter, immer Mutter!

Wie stark bestimmte Rollen unseres Lebens in uns verankert sind, zeigt auch die Geschichte von Notburga, die plötzlich beim Mittagessen eine Zeitreise in ihre Vergangenheit machte und wieder zur sorgenden Mutter ihrer kleinen Kinder wurde.

Notburga, über 90 Jahre alt, war verstummt. Sie saß gerne am Fenster und schaute hinaus auf die Straße oder wahrscheinlich eher in ihre innere Landschaft. Sie beobachtete die anderen Mitbewohnerinnen und Mitbewohner, beteiligte sich aber nicht sichtbar am Alltagsgeschehen. Eines Tages beim Mittagessen, die Teller mit dem Essen waren verteilt, beobachtete das Pflegepersonal, dass Notburga mit ihren Blicken in dem Essen versank, aber es nicht anrührte. Aufmunternde Worte der Mitarbeitenden und Unterstützung beim Essen ignorierte die alte Frau einfach. Sie reagierte auf nichts und sah den anderen beim Essen zu. Das ging einige Tage lang so.

Verhaltensänderungen alter Menschen sollten bewusst wahrgenommen werden.

Zum Glück gab es in diesem Heim ein interdisziplinäres Team, das bei Veränderungen im Essverhalten oder der Körperpflege zusammenkam und ganz gezielt gemeinsam beobachtete. Oft suchen Pflegende vorschnell nach Lösungen, womit sie den alten Menschen jedoch mehr verwirren und überfordern. Nicht so in diesem Team.

Wenn wir eine Veränderung, beispielsweise beim Essverhalten, beobachten, besteht der erste Schritt darin, den anderen in seinem Tun oder seinem Nicht-Tun bewusst wahrzunehmen. Diese Beobachtung ruht auf drei Säulen. Die erste Säule sind die äußeren Faktoren: Vielleicht ist die Portion zu groß, die Speise nicht bekannt? Chinesisches Hühnergeschnetzeltes oder Tortellini kamen bislang vielleicht nicht auf dem Speiseplan der Bewohnerin vor. Sitzt die Zahnprothese richtig? Liegt das Besteck auf der richtigen Seite? Im Fall von Notburga konnten jedoch keine äußeren Auslöser gefunden werden. Das Besteck passte, die Zahnprothese saß und egal, wie bekannt oder unbekannt die Mahlzeit war, die Frau aß nicht.

Anschließend wird die Zeitgeschichte als zweite Säule genauer unter die Lupe genommen. Welches zeitgeschichtliche Ereignis prägte die Schaffensjahre dieser Frau? Was passierte politisch in ihrem Umfeld, als sie um die 40 Jahre alt war, also am Höhepunkt ihres Lebens? Hier konnte das Team Ansatzpunkte ausfindig machen.

Der Zweite Weltkrieg bestimmte Notburgas Leben und das Leben ihrer Kinder. Hunger, Armut und Angst waren regelmäßige Begleiter in ihrem Alltag.

Die dritte Säule beleuchtet die Lebensgeschichte der Bewohnerin. Auch diese leitete das aufmerksame Team auf eine interessante Spur. Notburgas Gatte war im Krieg an der Front und sie hatte die alleinige Verantwortung für ihre zwei kleinen Kinder. Sie arbeitete stundenweise bei einem Metzger. Als Lohn bekam sie Fleisch- und Wurstreste, die sie ihren Kindern zubereitete, um die Kleinen vor dem Verhungern zu bewahren.

Irgendetwas löste nun bei den Mahlzeiten offenbar eine Reise in ihre Vergangenheit aus. Man konnte zwar keinen konkreten Trigger oder Auslöser dafür finden, das ist aber auch nicht immer möglich und zwingend notwendig. Das Team nahm jedoch in einer validierenden Grundhaltung wahr, dass hinter der Verhaltensänderung eine Zeitreise stattgefunden haben musste. Nun drängte das Personal die Frau nicht mehr zum Essen, sondern ließ es zu, dass sie vorerst ihren Mitbewohnerinnen und Mitbewohnern beim Essen zuschaute. Erst als die anderen mit dem Essen fertig waren, den Speisesaal verließen und Ruhe in den Raum einkehrte, gab ihr eine Pflegekraft ihren Teller und bemerkte dabei: „Alle sind satt! Alle haben genug bekommen!“ Es funktionierte, die Frau begann wieder zu essen. Diese Legitimation schien ihr zu helfen, sich selbst die Erlaubnis zu geben, zu essen. Ihre Rolle als Mutter, die sich um ihre Kinder kümmerte und die eigenen Bedürfnisse zurückstellte, war in dieser Stufe der Aufarbeitung wohl in den Vordergrund gerückt und forderte, nochmals gelebt zu werden. Diese Lebensrolle war Notburga auch in ihrer demenziellen Veränderung geblieben.

Die Unvereinbarkeit des Wunschs, Mutter zu sein, und der Realität, die das Muttersein verwehrt, zeigt auch die Geschichte von Poldi, die als Köchin und Haushälterin eines Pfarrers gelebt hatte und im hohen Alter die Entbindung ihres Kindes wieder und wieder erlebte.

Poldi, die Pfarrersköchin

In einem Seniorenheim hielt die Validationslehrerin Rosa Maria einen mehrtägigen Validationskurs ab. Es war nach der Mittagspause, als die Teilnehmenden durch Schreie abgelenkt wurden. Sie erklärten der Lehrerin, dass das Poldi, die Pfarrersköchin, sei, die da schrie. Diese alte Frau glaube öfters, so das Pflegepersonal, dass sie ein Baby bekomme. Stundenlang liege sie dann im Bett und schreie wie eine schwangere Frau, die in den Wehen liegt und ihr Kind zur Welt bringt. Auslöser war jedes Mal die Wirkung eines Abführmittels, das sie gegen die Nebenwirkung der Antidementiva einnehmen sollte und das der armen Frau häufig krampfartige Schmerzen bereitete.

IN DER PRAXIS

—— Eine Nebenwirkung von Antidementiva kann eine veränderte Darmtätigkeit sein, die zu einer schmerzhaften Verstopfung führen kann. Da die Betroffenen sich zudem häufig zu wenig bewegen, ist chronische Darmträgheit nicht selten die Folge. Es lohnt sich, bei Verstopfung, statt Abführmittel zu verwenden, auf alternative Mittel oder alte Hausmittel wie Sauerkraut oder Dörrpflaumen zurückzugreifen.

Die Lehrerin unterbrach den Unterricht und ging mit einer Pflegekraft in Poldis Zimmer. Poldi lag mit gespreizten Beinen im Bett und stöhnte und schrie: „Hilfe, es kommt!“ Die Verzweiflung, der körperliche und seelische Schmerz waren dieser Frau ins Gesicht geschrieben. Rosa Maria kniete sich an ihr Bett, nahm ihre Hand und begann, sie zu validieren. Aus Hilflosigkeit und mangelndem Wissen versuchen viele, in solchen Extremsituationen zu beruhigen, zu beschwichtigen, abzulenken und zu erklären. In der Validation wird das Gefühl für wahr und gültig angenommen. „So schlimm?“, fragte die Lehrerin in demselben verzweifelten Ton die „Gebärende“. „Was könnte helfen?“ Eine weitere Validationstechnik, eine offene Frage. Da schaute Poldi, die mit 90 Jahren das Gefühl hatte, ein Kind zu gebären, sie mit ängstlichen Augen an und antwortete: „Soll ich sagen, wer der Kindsvater ist?“ Immer wieder presste sie diese Frage heraus. Rosa Maria unterstützte sie und begann, einen verschütteten Lebensraum zu öffnen. „Ist es wichtig, dass du es sagst?“ Immer wieder verschloss Poldi ihre Lippen, war das Geheimnis doch so lange in ihr verschlossen gewesen. Rosa Maria drängte sie nicht, stieß sie nicht in die verschlossene Seelenkammer, sondern hielt ihr die Tür auf. „Was passiert, wenn du es sagst?“ Da schrie Poldi es schließlich heraus wie ein Neugeborenes seinen ersten Lebensschrei: „Der Pfarrer war es!“ Gemeinsames erlösendes Schweigen schwang im Raum. Endlich, nach Jahrzehnten, hatte ihre Sprachlosigkeit scheinbar Worte gefunden. Da Poldi eine zutiefst gläubige Frau war, begann Rosa Maria, „Gegrüßet seist du, Maria“ zu beten, und Poldi betete mit. Was war geschehen? All die Jahre war ihr Geheimnis gut verwahrt gewesen. Doch wenn die kognitiven Kräfte schwinden, kommen die Emotionen an die Oberfläche.

Rosa Maria ging zurück in den Seminarraum und erzählte von dieser Begegnung mit Poldi. Die Betroffenheit der anwesenden Pflegepersonen war spürbar. Die Validationslehrerin erklärte den Seminarteilnehmern anschließend, wie sie in Zukunft reagieren können, wenn Poldi wieder „in den Wehen liegt“. Sie empfahl, der alten Frau nicht mit beruhigenden und erklärenden Worten zu begegnen, sondern ihrem Schreien und damit ihrem Schmerz endlich Raum zu geben. In den darauffolgenden Tagen besuchte die Validationslehrerin die ehemalige Pfarrersköchin, die langsam Vertrauen zu ihr fasste und ihr Fragmente aus ihrem Leben erzählte, wie sie als junges Mädchen zu dem Pfarrer kam, um dort zu leben und als Haushälterin für ihn tätig zu sein. Die Valdiationslehrerin setzte die Puzzleteile zusammen und langsam wurde das Bild aus Poldis Vergangenheit immer deutlicher. Es stellte sich heraus, dass Poldi von ihrem Dienstherrn, dem Pfarrer, schwanger wurde. Die Schwangerschaft wurde verschwiegen. Sie hütete ihr Geheimnis, indem sie weite Kleider trug und in den letzten Schwangerschaftswochen zurückgezogen lebte. Als sich der Zeitpunkt der Entbindung näherte, fuhr Poldi zu ihrer Schwester, die schon mehrere Kinder hatte. Sie war in das Geheimnis eingeweiht und hatte eine Schwangerschaft vorgetäuscht. Poldi gebar einen Sohn, dem sie in den folgenden Jahren nur als Tante begegnen konnte. Ob der Junge jemals erfuhr, wer wirklich seine Mutter war, ist unbekannt. Poldi musste in ihrem Stadium der Aufarbeitung wohl noch einmal die Geburt ihres Sohnes erleben. Durch einfühlsames Verstehen konnte sie schließlich in ihrer Rolle als Mutter begleitet werden.

VALIDATIONSPRINZIP

Mangelhaft orientierte und desorientierte alte Menschen sind einzigartig und wertvoll.

—— Dieses Prinzip basiert unter anderem auf den Theoretikern Abraham Harold Maslow und Carl Rogers. Jeder Mensch ist ein Individuum mit einer eigenen Persönlichkeit, die individuelle Achtsamkeit und Begleitung erfordert. Es gibt fast acht Milliarden Menschen auf diesem Planeten und angeblich hat jeder von uns sieben Doppelgänger oder Doppelgängerinnen. Aber der genetische Fingerabdruck ist bei jedem von uns einzigartig. Es gibt Ähnlichkeiten im Verhalten und trotzdem tritt jeder anders auf. Die Einzigartigkeit jedes Menschen dürfen wir nicht vergessen. Jede Lebensgeschichte ist in verschiedenen Schriften und mit unterschiedlichen Tinten geschrieben worden. Die Begleitung alter Menschen zeigt, wie wichtig es ist, die Lebensgeschichte zu kennen und in den Alltag zu integrieren. Dabei ist es von großer Bedeutung, diese Ereignisse zu akzeptieren und in der Gegenwart zuzulassen. Diesen einmaligen Fingerabdruck dürfen wir auch im Alter und in der Demenz nicht vergessen. Nur wenn alte Menschen individuell und einfühlsam begleitet werden, besteht die Möglichkeit, dass Stress erst gar nicht entsteht.

—— Auch die Anrede kann sehr viel dazu beitragen, ob sich ein alter Mensch in seiner für ihn oft nicht mehr vertrauten Umgebung wohlfühlt. Alte Menschen sollten wir nicht automatisch mit „du“ ansprechen. Falls möglich sollten Pflegekräfte und medizinisches Personal die Personen immer fragen, wie sie angesprochen werden möchten. Auch das regionale Umfeld zeigt uns verschiedene Möglichkeiten der Anrede auf. Das höfliche „Sie“ kombiniert mit dem Vornamen, das vertraute „Du“ in Kombination mit dem Familiennamen, es gibt unterschiedliche Formen, die angemessen sein können. Je weiter die demenzielle Veränderung fortschreitet, desto mehr Lebensrollen fallen. Der angeheiratete Name bedeutet vielleicht nichts mehr, auch der Familienname ist oft nicht mehr wichtig. Der emotionale Vorname kann dann manchmal der Schlüssel in die Seelenkammern eines Menschen werden.

Eine Bewohnerin, die ich validieren wollte, reagierte nicht mehr auf ihren Familiennamen und nicht mehr auf ihren Vornamen. Also versuchte ich, ihren emotionalen Vornamen herauszufinden. Sie hieß Karoline. Ich probierte: Lini, Linschi, Karo. Keine Reaktion Die alte Dame saß mit geschlossenen Augen in ihrem Lehnstuhl. Als ihr Sohn zu Besuch kam, fragt ich ihn, ob er zufällig den emotionalen Vornamen seiner Mutter kannte. Er wusste ihn aus alten Briefen seiner Großmutter an seine Mutter. Mit dem Familiengeheimn vertraut, näherte ich mich Karolin und sagte: „Guten Morgen, Rolli.“ Sie öffnete die Augen und lächelte mich an.

DIE BOTSCHAFT DER WEISHEIT: DER UMGANG MIT LEBENSROLLEN

Die Rollen, die wir im Laufe unseres Lebens einnehmen und erfüllen, ändern sich je nach Alter, Beziehungen, beruflichen Konstellationen und Lebensphasen. Es gibt Rollen, die manche Menschen bis an ihr Lebensende erfüllen möchten. Eine dieser tragenden Rollen ist oft die Mutterschaft. Manche Rollen legen wir im Laufe des Lebens ab, wenn wir sie erfüllt haben. Wenn jedoch Menschen in Rollen verstrickt bleiben und sie nicht ablegen, kann es zu einem Konflikt mit anderen Rollen kommen. Eine Rolle aufzugeben kann ein Verlust oder ein Gewinn sein. Ein Verlust, wenn sich die Betroffene an den Verhaltensmustern alter Rollen festkrallt und es nicht gelingt, Lebewohl zu sagen und die neue Rolle zu begrüßen.

Die Botschaft dieser Geschichten für uns kognitiv kompetente Menschen ist, sich mit den eigenen Lebensrollen auseinanderzusetzen und Rollen, die uns nicht mehr entsprechen, zu beenden. Sich von diesen Lebensabschnitten zu verabschieden kann uns helfen, neue Stationen ballastfreier zu erleben und zu gestalten. Die Auseinandersetzung mit dem eigenen Altern und die damit verbundene körperliche und psychische Veränderung kann eine der wichtigsten Aufgaben in unserem Leben sein. Wie gehen wir mit altersbedingten Verlusten um? Finden wir eine neue Rolle, wenn die alte, bekannte nicht mehr erfüllt werden kann? Auch die Betreuung eines Angehörigen, der demenziell erkrankt, fordert oft einen Rollenwechsel. Die Eltern, die oft der Fels in der Brandung in unserem Leben waren, können zu schwachen und ängstlichen Wesen werden. Dennoch bleiben sie unsere Eltern. Für Angehörige ist es oft eine Herausforderung, sich diesen Rollenwechsel bewusst zu machen. Gleichzeitig bedeutet es aber auch eine Erleichterung, die alte Rolle abzuschließen und die neue Rolle anzunehmen.

Eine weitere Botschaft der Weisheit aus diesen Geschichten: Es lohnt sich, wenn wir etwas von uns preisgeben. Angehörigen, Vertrauten, unseren Kindern, Freundinnen und Freunden mehr über uns zu erzählen, ihnen anzuvertrauen, wie wir als Kinder genannt wurden, welche Musik wir in unserer Jugend gehört haben, welche Vorlieben wir hatten, prägende Erlebnisse, die schönen ebenso wie die schrecklichen, zu erzählen – all das schafft Verbindung und hinterlässt Spuren unseres Lebens. Besonders heilsam kann es sein, diese Dinge aufzuschreiben, dann schaffen wir selbst eine Verbindung zu unserer eigenen Geschichte. Wir würdigen sie, verbinden uns mit ihr und helfen unserer Seele, Schmerzvolles zu verarbeiten und uns von Erfreulichem nähren zu lassen.

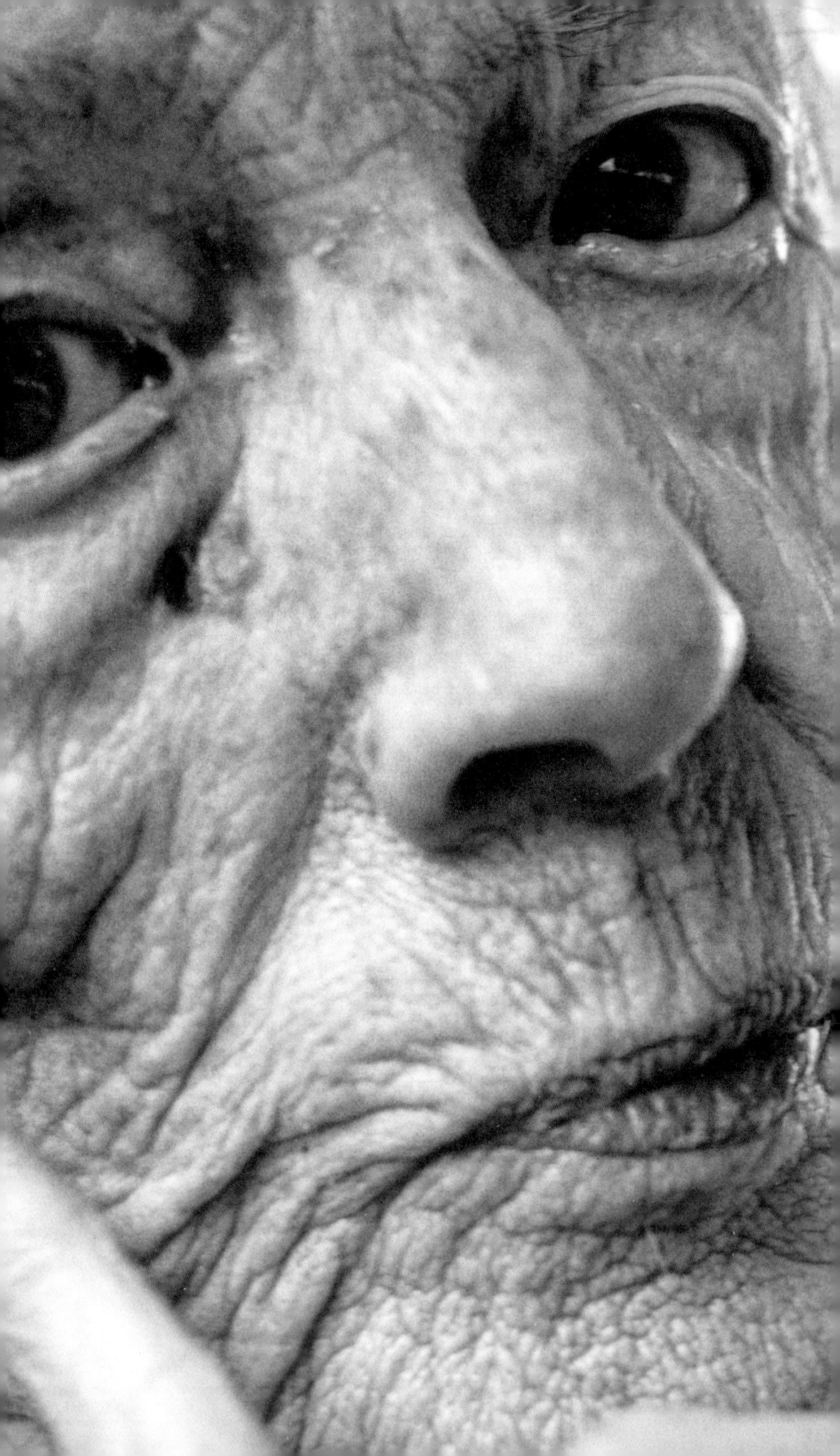

Angst

Angst ist ein alarmierendes Gefühl, das uns eigentlich vor Gefahren beschützen möchte. Angstbesetzte Erlebnisse, die wir nicht verarbeiten, können uns schwer traumatisieren. Oft werden diese Traumata ein Leben lang verdrängt. Wie in den Keller gesperrte Dämonen bleiben sie dann so lange unter Verschluss, bis kognitive Schranken fallen und sie – für andere nicht nachvollziehbar – in einer demenziellen Veränderung plötzlich aus ihrem lebenslangen Versteck hervorkommen.

Angst ist ein treuer Begleiter in unserem Dasein, ob wir wollen oder nicht. Furcht versteckt sich oft hinter unterschiedlichen Masken und kann bedrohlich in unser Leben eindringen, wenn wir die Kontrolle über eine bestimmte Situation verlieren oder ihr ohnmächtig ausgeliefert sind. Solange wir über kognitive Strategien verfügen, können wir versuchen, diese Angstgefühle zu zähmen. Wir entwickeln Methoden, um nicht zu Marionetten dieser beängstigenden Gefühle zu werden. Menschen, die am Beginn einer altersbedingten oder demenziellen Veränderung stehen, spüren oft, dass diese Dämonen aus der Tiefe des Verdrängens erwachen. Im Anfangsstadium einer Demenz versuchen die Betroffenen noch, die aufsteigenden Ängste zu bändigen, sind aber manchmal nicht mehr fähig, sich den Dämonen zu stellen. Sie benötigen Begleitung und Hilfe. Die immerwährende Verdrängung der Angst kann dazu führen, dass sie erstarren und taub gegenüber der Umwelt werden, die sie nun verändert wahrnehmen.

Angst kann sich verschiedenartig äußern. So fordern Menschen mit demenziellen Veränderungen oft, dass ihre Zimmertür zweimal abgeschlossen wird, da sie Angst vor nächtlichen Besuchern haben. Andere lassen Körperpflege kaum mehr zu, da jegliche Nähe und Berührungen die Erinnerung an Gewalt oder Missbrauch in der Vergangenheit wiederbeleben können. Menschen in Phase 1 ziehen nicht allein ins Heim ein. Im Handgepäck sitzen oft einige Geister, die geduldig auf ihren Einsatz warten. Den Menschen, die sich ihrer beginnenden Veränderungen meist schmerzhaft bewusst sind, sieht man ihre tiefsitzenden Ängste und die schlummernden Dämonen anfangs oft nicht an. Sie lenken gerne von sich selbst ab, beobachten und kommentieren andere Heimbewohner und deren Verhalten, kritisieren das Reinigungspersonal oder vergleichen die Qualität der Küche mit den eigenen Kochkünsten. Wenn dann am Abend Stille einkehrt und die alten Menschen in ihrem Zimmer sind, springen die

Geister oft sprichwörtlich von den Kästen und beginnen, die Vergangenheit wachzurütteln. Verdrängte Gedanken und Gefühle können nun lebendig werden.

Zu diesem Phänomen fällt mir die Geschichte einer über 80-jährigen Bäuerin ein, die in einem Seniorenheim wohnte. Anna brauchte keine Hilfe bei der Körperpflege, sie meisterte den Tagesablauf gut orientiert. Mit ihrem Rollator fuhr sie den ganzen Tag den Gang auf und ab und gab zu allem ihre Kommentare ab. Ingrid, eine Pflegerin auf dieser Station, war gerade dabei, das Dienstzimmer zuzusperren und nach Hause zu gehen, da ihr Dienst vorüber war. In diesem Moment stürzte Anna aus ihrem Zimmer und berichtete ganz aufgeregt, dass ihre Brille gestohlen worden sei. Ingrid setzte ihre Validationskenntnisse ein, wiederholte, stellte offene Fragen, wo die Brille zuletzt gesehen worden und seit wann sie verschwunden war. Und zum Schluss stellte sie Anna eine Erinnerungsfrage. Ob ihr schon früher etwas gestohlen worden war? Die Antwort folgte sofort. „Ja, der Knecht!“, sagte die Bewohnerin. „Der war so fesch, ich durfte ihn nicht heiraten, da er kein Geld hatte. Aber ich habe ihn eh öfters zu mir in die Schlafkammer gelassen!“, lächelte sie verschmitzt und ging wieder in ihr Zimmer. Was war passiert? Der Geist „Angst vor dem Alleinsein“ sprang wohl herunter und die Gedanken von Anna überschlugen sich: Was wäre gewesen, wenn ich den Knecht geheiratet hätte? Wäre mein Leben anders verlaufen? Wäre ich jetzt auch hier? Die Lebensangst quält Menschen oft gerade an ihrem Lebensende. Anna spürte wohl diese aufsteigenden Emotionen und musste Dampf ablassen, indem sie über den Diebstahl ihrer Brille klagte. Die validierende Grundhaltung und die speziellen Fragetechniken halfen ihr dabei, ihrer Lebensangst freien Raum zu geben, wodurch sie sie nicht mehr als so bedrohlich erlebte.

Wenn die kognitiven Fähigkeiten schwinden, können verdrängte Ängste hervorkommen.

Annas Zweifel und Sehnsüchte können durch Validationstechniken begleitet werden. Offene Fragen wie „Wie war der Knecht?“ oder eine Extremfrage wie „Was war das Schönste mit ihm?“ können Anna, die ihrer Vergangenheit nachtrauert, helfen, ihre Gefühle noch einmal zu spüren, sich mit der Entscheidung, ihn nicht geheiratet zu haben, auseinanderzusetzen und vielleicht mit diesem Lebenskapitel abzuschließen.

Willis Dämonen aus dem Krieg

Ängste zeigen sich in verschiedenen Maskierungen, damit sie nicht sofort erkannt werden. Das belegt auch das Verhalten von Willi, einem ehemaligen Geschäftsmann. In der Kleinstadt, in der er mit seiner Familie jahrzehntelang gewohnt hatte, war er sehr angesehen gewesen. In das Seniorenheim, in dem ich ihn kennenlernte, war er mit seiner Gattin eingezogen. Sie war jedoch in der Zwischenzeit verstorben, genau wie seine drei Kinder. Er war der einzige Überlebende der Familie. Korrekt gekleidet, mit einem aufrechten Gang machte er auf einen Stock gestützt seine tägliche Runde um das Altenheim. Er brauchte wenig Unterstützung, berichtete das Pflegepersonal. Die Betreuenden beschrieben ihn als stillen und eher zurückgezogenen Menschen, der keinen Anschluss suchte und bei schönem Wetter im Garten saß und schwieg. Eines Tages hielt ich ein Seminar in diesem Haus ab, als plötzlich Schreien am Gang zu hören war. Ich unterbrach den Unterricht, da das Pflegepersonal nach der Ursache des Lärms suchte. Nach der Pause erzählte man mir, dass Willi nach seinem Rundgang in den Lift einstieg. Mit ihm im Lift war eine weibliche Pflegekraft, die aus der Ukraine stammte. Mit ihrem sprachlichen Akzent wünschte sie Willi einen guten Tag. Kaum hatte sie ihn gegrüßt, begann Willi, sie zu beschimpfen: „Sie wünschen mir den Tod! Ich weiß es ganz genau! Sie wollen, dass ich sterbe!" All ihre Erklärungsversuche fruchteten nicht. Erbost verließ Willi den Lift und beschwerte sich bei der Heimleitung über das ungebührliche Verhalten der Pflegekraft, die nicht recht wusste, wie ihr geschah. Als die Mitarbeitenden mir diesen Vorfall schilderten, bat ich sie, die Biografie des alten Herrn zu lesen. Danach war vieles klarer. Willi war unter Adolf Hitler bekennender Nationalsozialist und Mitglied der Schutzstaffel, kurz SS, gewesen. Diese nationalsozialistische Organisation war wegen ihrer Brutalität, Folterungen und Morde gefürchtet. Nach dem Krieg verfolgten die Alliierten vor allem Anhänger der SS. Man konnte sie leicht von den anderen Soldaten unterscheiden, denn sie hatten ihre Blutgruppe auf der Innenseite des linken Oberarms tätowiert. Ehemalige SS-Mitglieder, die die Alliierten als solche entlarvten, wurden entweder hingerichtet oder kamen in ein Arbeitslager in die ehemalige Sowjetunion. So auch Willi.

Der ukrainische Akzent der Pflegekraft belebte einen grauenhaften und mächtigen Angst-Dämon, der vor 70 Jahren im Straflager ins Vergessen abgetaucht war, in dem alten Mann wieder. Der Dämon war nichts Geringeres als die Angst, hingerichtet zu werden. In solch einer Situation kann es heilsam sein, validierende Gespräche zu führen, anstatt zu beurteilen, zu verurteilen, zu beschwichtigen oder auch zu vergeben. Es steht uns nicht zu, ein Urteil oder eine Absolution auszusprechen. Eine validierende Begleitung kann es aber ermöglichen, dass der Betroffene seine Angst verbalisieren und sich mit seiner Vergangenheit auf einer anderen Ebene nochmals auseinandersetzen kann. Voraussetzung, dass uns das gelingt, ist eine gute Zentrierung, die uns eine urteilsfreie

Eine validierende Begleitung kann Betroffenen helfen, sich mit ihrer Angst auseinanderzusetzen.

Begegnung ermöglicht. Wenn der Betroffene davon erzählen will, kann er seiner Lebensgeschichte Raum und Zeit geben. Diese Geschichten können für Begleitpersonen jedoch auch sehr belastend sein. Das ist menschlich. Es erfordert viel Geduld und Mitgefühl, wenn wir mit Geschichten von Menschen konfrontiert werden, die anderen Menschen großes Leid zugefügt haben. Das Gespräch mit anderen Pflegenden, Coaching oder Supervision können und sollen hier zusätzlich unterstützen.

Willi hatte Angst. Angst vor den Dämonen der Vergangenheit. Angst vor der Gegenwart, allein zu sein und die ganze Familie überlebt zu haben. Und höchstwahrscheinlich auch Angst vor dem Tod. Die traumatische oder belastende Vergangenheit wird in dieser Lebensphase als real und gegenwärtig erlebt und die ursprünglich gelernten Bewältigungsmechanismen funktionieren nicht mehr. Eine bewusste oder unbewusste Verdrängung ist dann nicht mehr möglich.

IN DER PRAXIS

—— In einem Gespräch mit Willi könnten mögliche Fragen sein: Wie war diese Zeit für Sie? Was war am schlimmsten? Durch offene Fragen und Extremfragen werden Lebenstüren geöffnet, die Willi, wenn er dazu bereit ist und das möchte, durchschreiten kann. Indem er die Angst zulässt, kann er sich von diesen Dämonen befreien. Nimmt er sie an, ermöglicht ihm das vielleicht, sich mit sich selbst und seiner Vergangenheit zu versöhnen.

Bei Willi zeigte sich die Lebensangst am Beginn seiner Aufarbeitungsphase. Es kann auch vorkommen, dass diese universelle Emotion am Ende des Lebens auftaucht. So war es auch bei Resi, die eigentlich zum Sterben ins Heim kam.

Resi und der Rosenkranz

Resi war für mich eine Frau, die aus einem zeitgeschichtlichen Buch hätte entsprungen sein können. Klein und zart, mit einer Kleiderschürze und einem Kopftuch der Inbegriff der ländlichen Frau der 1960er-Jahre. Als man vermutete, dass sie bald sterben würde, und alle Medikamente absetzte, kam sie wieder zu Kräften. Ein Phänomen, das schon viele Pflegekräfte in ihrem Berufsalltag erlebt haben. In ihrer Kleiderschürze trug sie zwei wichtige Dinge: einen Rosenkranz in der einen Tasche und ein zusammengeknäueltes Stofftaschentuch in der anderen. Die Wollstrümpfe befestigte sie stets mit einem Gummiband an ihren dünnen faltigen Oberschenkeln und an den Strumpfenden bei den Füßen war dazugestrickt worden, daneben machte sich ein Loch bemerkbar. Die alte Frau war mir auf Anhieb sympathisch, so eine Großmutter hätte ich immer gerne gehabt.

Resi erzählte mir, dass sie ihr ganzes Leben auf einem Berg gewohnt habe. Jeden Morgen sei sie hinunter in den Ort gelaufen, um die Frühmesse zu besuchen, und dann wieder hinauf zu ihrem kleinen Haus gegangen. Meiner Frage, warum sie nie geheiratet habe, wich sie aus und meinte nur, dass halt der Richtige nicht an ihre Tür geklopft hätte. Ihr Lebenssinn war die Arbeit, immer wieder bot sie uns ihre Dienste an und wir versuchten, sie zu beschäftigen. Sie wollte aber so gerne hinaus auf die Weide und die Felder und stand oft sehnsüchtig am Fenster und schaute auf die Gärten und Wiesen rund ums Heim. Ich besorgte ihr eine alte Nähschatulle, bestückte sie mit Knöpfen, Zwirn, Stopfholz und Maßband, schnitt Löcher in alte Socken meiner Kinder und fragte sie, ob sie mir die Löcher nicht stopfen könne. Mit einem Lächeln auf ihrem Gesicht, das Stopfholz im Socken, ging sie entlang der Fensterfront bedächtig suchend auf und ab. Ich beobachtete sie und verstand ihr zögerliches Gehen zunächst nicht. Plötzlich blieb sie stehen, zog sich einen Stuhl an den ausgewählten Fensterplatz und begann zu stopfen. Jetzt verstand ich: Resi hatte den Platz mit dem besten Lichteinfall gesucht. Wir schauen üblicherweise hinauf, wenn wir die optimalen Lichtverhältnisse suchen. Doch Resi, die noch die Zeit des Petroleums erlebt hatte, schaute hinaus. Immer wieder bin ich beeindruckt, wie viel praktische Lebensweisheit mir die Arbeit mit alten Menschen offenbart.

Resi fasste also Vertrauen zu mir und sie rührte mich auf eine besondere Art. Das Pflegepersonal fotografierte die Bewohnerinnen und Bewohner manchmal zur Erinnerung bei ihren Aktivitäten und hängte diese Fotos an einer Tafel im Gang des Seniorenheims auf. Eines Tages beobachtete ich, wie Resi vor ihrem Bild stand und es anlächelte. Als ich mich zu ihr gesellte, zeigte sie auf ihr Bild und sagte mit einer liebevollen Stimme: „Meine Mutter!" Ich wiederholte: „Ihre Mutter?" Und sie begann, mir von ihr zu erzählen. Dann plötzlich veränderte sich ihre Stimme, sie nahm meine Hand und flüsterte: „Die Russen!" Mit derselben leisen Stimme fragte ich: „Was geschah?" Ich sah in ihren Augen die Angst auftauchen. Sie erzählte, wie ihre Mutter von russischen Soldaten vergewaltigt wurde und ihr zurief: „Resi, renn, renn!" „Und?", fragte ich. „Sie haben sie nicht erwischt, aber die Nachbarin, die sich in einem Heustadel im Heu versteckt hatte", erzählte sie mir. Die Soldaten durchsuchten die Heuhaufen in den Scheunen mit Mistgabeln und die Mädchen und Frauen hatten zwei Möglichkeiten: erstochen oder vergewaltigt zu werden. Der Nachbarin widerfuhr Letzteres. Da stockte die alte Frau, deren Gesicht eine einzige Geschichte war, und meinte: „Aber mich haben sie nicht erwischt!"

Man könnte nun fragen, ob man diese Auslöser, in diesem Fall ihr eigenes Bild, verstecken soll, damit die Angst nicht die Oberhand gewinnt. Ich empfehle, dies nicht zu tun. Denn die Angst ist mächtig und sucht sich einen anderen Weg, um an die Oberfläche zu gelangen. Auch bei Resi kam die Angst aus verschiedenen Ecken immer wieder empor. Eines Abends, als ich zu ihr ins

Zimmer kam, stand sie im Bad vor dem Spiegel und sprach mit ihrem Spiegelbild, als sei es ihre Mutter. In dieser Situation empfiehlt es sich, eine validierende Haltung einzunehmen, nicht zu widersprechen und auch nicht richtigzustellen, dass das nicht die verstorbene Person im Spiegel, sondern die Betroffene selbst ist. Man sollte auch nicht lügen oder so tun, als ob, sondern mit den Gefühlen der Betroffenen mitschwingen. „Ihre Mutter?“ „Vermissen Sie die Mama?“ „Wie ist die Mama?“ Erneut erzählte Resi in diesem Moment von der Vergewaltigung. Dass sie davonlief und die Nachbarin von den Soldaten entdeckt und vergewaltigt wurde. Immer wieder tauchte dabei die Angst in ihren Augen und in ihrer Stimme auf. Ich fragte sie wiederholt: „Was hilft denn gegen diese Angst?“ Immer kam dieselbe Antwort: „Das Beten.“ Schnell suchte sie ihren Rosenkranz, den sie in der Nacht unter ihr Kopfkissen als Schutz vor den Dämonen der Vergangenheit legte, und begann, „Gegrüßet seist du, Maria“ zu beten. Oft betete ich mit ihr. Immer öfter sprach sie zu mir von ihrer Mutter, immer wieder davon, welche Angst sie damals hatte. Durch die validierenden Gespräche fasste sie schließlich wohl den Mut, sich dieser Angst zu stellen. Eines Tages, als sie bereits im Bett lag, in ihren Händen den Rosenkranz, flüsterte sie mir zu, dass sie selbst damals vor so langer Zeit von mehreren Soldaten vergewaltigt wurde und nicht die Nachbarin. Nur zwei Wochen später konnte Resi schließlich friedlich sterben. Nun hatte sie wohl die Scham und die Angst endlich besiegt.

DAS ÜBERWÄLTIGENDE ANGSTMONSTER DER RETRAUMATISIERUNG

Traumatisierungen aus der Vergangenheit können durch oft vermeintlich geringe Auslöser – übrigens auch bei nicht demenziell veränderten Menschen – wiederbelebt werden und zu einem überdimensional bedrohlichen emotionalen Erleben führen. So kann beispielsweise der wöchentliche Probealarm, der am Samstagmittag in den Gemeinden ertönt, um die Sirenen zu testen, Erinnerungen an den Fliegeralarm im Krieg wecken und die zugehörigen Emotionen von Angst und Schrecken hervorrufen. Wenn Menschen demenziell verändert und desorientiert sind, ist es oft besonders schwierig, aus dem uns nicht nachvollziehbaren Verhalten die richtigen Schlüsse zu ziehen.

VALIDATIONSPRINZIP

Mangelhaft orientierte und desorientierte ältere Menschen leben oft gleichzeitig auf verschiedenen Bewusstseinsebenen.

—— Diesen Ansatz formulierte bereits Sigmund Freud in seiner Theorie des Bewusstseins, des Vorbewusstseins und des Unbewussten. Wie auf schwimmenden Eisschollen bewegen sich die alten Menschen oft zwischen der Vergangenheit und der Gegenwart. Das ist ein sehr weiser Mechanismus, denn die Wechsel der Ebenen befähigen die Betroffenen, sich gegen die aufkommende Angst zur Wehr zu setzen. Resi wusste auf der einen Ebene, dass ihr Spiegelbild nicht ihre Mutter war. Auf der anderen Ebene brauchte sie sie so sehr, da die Angst und die Gewalt, die sie in der Kriegszeit erfahren musste, sie bedrängten. Um wieder in ihr emotionales Gleichgewicht zu kommen, brauchte sie den Schutz ihrer Mutter. Darum sprach sie mit dem Spiegelbild und mit den Fotos. Nachdem sie in unseren Begegnungen Vertrauen gewinnen konnte, hatte sie am Lebensende den Mut, dieser Angst ein Gesicht zu geben, und erzählte von der grausamen Gewalt, die sie als junges Mädchen erleben musste. Das war wohl auch der Grund, warum sie niemals heiratete. Auch Willi wusste, dass er in einem Seniorenheim lebte. Der slawische Akzent der Pflegeperson weckte seine bis dato so gut gebändigte Angst. Indem er seine Todesangst herausschrie, versuchte er wohl, diese Emotion wieder zu beherrschen. Zwei Bewusstseinsebenen, zwei Zeitschienen und eine mächtige Emotion: die Angst.

Mitzi und die Perchten

Die folgende Geschichte verdeutlicht, wie der gut gemeinte Besuch des Krampusses in einem Seniorenheim die Erinnerung an eine Familientragödie auslöste. Der Heimpsychologin fiel auf, dass Mitzi, eine Bewohnerin, die sie von Aktivierungsstunden bereits kannte, an dem Krampus-Tag äußerst unruhig war. Das Seniorenhaus war mit Nikolaus- und Krampus-Dekoration geschmückt. Für den Nachmittag waren die Perchten angesagt, jene furchterregenden, maskierten Gestalten des alpenländischen Brauchtums, das in manchen Gegenden intensiv gelebt wird. Einige Mitglieder des Pflegeteams erklärten der Psychologin, dass Mitzi seit Jahren in ihr Zimmer gebracht werden musste, wenn diese Schreckensgestalten kamen. Denn als sie sie beim ersten Mal im Heim sah, reagierte sie panisch, tobte und schrie. Und so geschah es auch diesmal. Bevor die Perchten das Seniorenheim betraten, wurde Mitzi auf ihr Zimmer gebracht. Aber diesmal blieb die Psychologin bei ihr. Sie bemerkte Mitzis verängstigten Gesichtsausdruck, doch war Mitzis kognitive Fähigkeit so geschwächt, dass eine rationale Frage nach dem Grund ihrer Angst nicht sinnvoll war. So blieb die Psychologin bei ihr, hielt ihre Hand und sang mit ihr ein Lied.

Die Psychologin wollte jedoch den Grund für die Angst, den die Perchten bei Mitzi auslösten, erfahren, denn es war offensichtlich, dass ihre Panik tiefere Ursachen haben musste. Also begann sie zu recherchieren. Mitzi hatte keine Angehörigen mehr, doch die interessierte Psychologin stieß bei ihrer Suche auf die Adresse des Bauernhofs, auf dem Mitzi aufgewachsen war. Sie entschloss sich kurzerhand, dorthin zu fahren. Am Ort der Kindheit ihrer Klientin kam sie schließlich mit einer alten Nachbarin ins Gespräch. Und sie erfuhr von einer Tragödie, die sich auf diesem Hof vor Jahrzehnten ereignet hatte und die Mitzis Verhalten, das sie beim Anblick der Perchten zeigte, erklärte. Als Mitzi ein kleines Mädchen von vier Jahren war, tötete der Vater ihre Mutter. Er steckte den Leichnam in eine sogenannte Kraxe, ein Traggestell für den Rücken, ging mit seiner Tochter an der Hand zum nächsten Fluss und warf die tote Mutter dort ins Wasser. Das traumatisierte Kind hatte damals keine Möglichkeit, dieses Erlebnis mithilfe der Psychotherapie zu verarbeiten. Mitzi war auf sich gestellt und jedes Jahr drohte dieses Erlebnis wohl wieder über sie hereinzubrechen, wenn sie die Traggestelle auf dem Rücken der Perchten sah.

Wenn Menschen jahrzehntelang schreckliche Erlebnisse verdrängen und mit sich herumtragen, kann sich das im hohen Alter auf verschiedene Art und Weise zeigen. Pflegende und Angehörige sollten die Betroffenen dabei genau beobachten. Oft erfährt man die genaue Ursache nicht, aber das ist auch nicht zwingend notwendig. Wenn wir die nötige Sensibilität entwickeln und genau hinsehen und spüren, können wir Zusammenhänge erkennen, die es uns dennoch ermöglichen, adäquat mit den Betroffenen umzugehen und ihnen zu helfen. In jedem Fall ist es ratsam, Angst und Panik ernst zu nehmen und nicht zu bagatellisieren, auch wenn wir nicht genau wissen, was sich in die Seelen der Betroffenen eingegraben hat.

In jedem Fall ist es ratsam, Angst und Panik ernst zu nehmen und nicht zu bagatellisieren.

Glücklicherweise stehen Geschichten in diesem tragischen Ausmaß nicht hinter jeder Angsterscheinung eines demenziell veränderten Menschen. Wenn wir uns aber vergegenwärtigen, dass der Umgang mit traumatischen Ereignissen in dieser Generation in vielen Lebensbereichen aufgrund von Krieg, Armut und sozialen Umständen an der Tagesordnung war, müssen wir uns bewusst sein, dass eine Vielzahl an Auslösern die Erinnerung an verschüttete Traumata wieder lebendig werden lassen kann.

Ereignisse, Farben, Klänge, Gerüche, der Geschmack bestimmter Speisen und Bilder können Emotionen aus der Vergangenheit auslösen.

—— Dieses Prinzip ist in der Geschichte von Mitzi deutlich sichtbar: Der Anblick der Tragegestelle der Perchten setzte überwältigende Emotionen aus der Vergangenheit frei – Angst, Trauer, Wut und vielleicht auch Liebe für ihre verlorene Mutter. Auch in Willis Geschichte ist dieses Phänomen erkennbar: Der slawische Akzent der Mitarbeiterin löste Emotionen aus der Vergangenheit aus und führte ihn zurück in eine Zeit, in die er nicht mehr eintauchen wollte: die sibirische Gefangenschaft.

Der Verlust der kognitiven Fähigkeiten zerstört die emotionale Ebene des Erlebten nicht. Erinnerungen, die mit Emotionen behaftet sind, bleiben im Gedächtnis und werden durch einen Trigger plötzlich wieder lebendig. Klänge, Gerüche und der Geschmack von Speisen können starke Erinnerungen auslösen, denn sie sind bei der Verarbeitung im Gehirn mit dem emotionalen Zentrum verbunden. So kann der Duft von Vanillekipferln oder eines Parfums die Sehnsucht nach der Vergangenheit oder Erinnerungen an die Kindheit, geliebte oder ungeliebte Personen wiedererwecken.

Die Freundin im Spiegel

Wie weise und kreativ alte Menschen sein können, wenn sie Angst haben, zeigte mir ein Erlebnis mit einer sehr alten Dame, die meist am Abend mit ihrem Spiegelbild sprach und es dabei als ihre Freundin bezeichnete. Trude traf jeden Abend ihre Freundin „Anni" im Badezimmerspiegel. Das Pflegepersonal versuchte, ihr zu erklären, dass Anni nicht existierte und dieses Gesicht im Spiegel ihr eigenes sei. Trude lächelte aber nur wissend und sprach weiter mit ihrer „Freundin". Um diese Gespräche zu verhindern, klebte das Pflegepersonal schließlich eines Tages den Spiegel zu. Eine drastische wie symbolträchtige Aktion, ganz nach dem Motto „Aus dem Auge, aus dem Sinn". Eines Abends kam ein validationsgeschulter Pfleger in Trudes Zimmer, der bereits eine gute Beziehung zu der alten Dame aufgebaut hatte. Er beobachtete, wie Trude eine Ecke der Folie am Spiegelrand ablöste, sich bückte und flüsterte: „Gute Nacht, bis morgen. Die wollen nicht, dass wir miteinander reden." Dann drehte sie sich zu ihrem vertrauten Pfleger um und meinte verschmitzt: „Ich weiß eh, dass ich das selbst bin, aber so bin ich nicht so allein!"

Symbole

Den Rosenkranz und das Stofftaschentuch aus Resis Geschichte können wir als wichtige Anker aus der Vergangenheit betrachten. Die symbolischen Gegenstände können den alten Menschen helfen, Bedürfnisse zu befriedigen. Am Taschentuch kann ich mich festhalten, ich kann meine Tränen damit abwischen und auch meine Ängste bändigen, wenn ich es zusammenknülle. Der Rosenkranz ist ein Sinnbild für den Glauben und kann Sicherheit geben.

DIE BOTSCHAFT DER WEISHEIT

Solange wir kognitiv kompetent und zur Selbstreflexion fähig sind, können wir uns mit unseren Ängsten auseinandersetzen. Wir können die Angst zu einem akzeptierten Teil unseres Lebens werden lassen, indem wir sie als hilfreiche Begleiterin wahr- und annehmen – eine Begleiterin, die uns Gefahren anzeigt und uns eigentlich beschützen möchte. Wenn die Angst destruktiv wird, uns lähmt und unsere Lebendigkeit untergräbt, können wir ihr Mut, Trost und auch Hoffnung entgegenstellen und uns auf die Suche nach ihren Ursachen machen. Die Auseinandersetzung mit den eigenen Ängsten birgt stets das Potenzial, zu wachsen und jene Kräfte frei werden zu lassen, die die dunklen Dämonen mit viel Energie in den Untergrund zurückdrängen. Wenn unsere Angst uns zu überwältigen droht und unsere Lebensqualität beeinträchtigt, wenn wir allein damit nicht mehr zurechtkommen, können wir uns Unterstützung holen. Ob ärztliche, psychologische, psychotherapeutische, energetische oder seelsorgerische Ansätze – ein breites Angebot hilfreicher Strategien ist heute vielen Menschen zugänglich.

Sich Hilfe zu holen gilt zudem erfreulicherweise längst nicht mehr als Zeichen von Schwäche. Vielmehr zeugt es davon, dass wir Verantwortung übernehmen für unser Leben und für unser Wohlergehen.

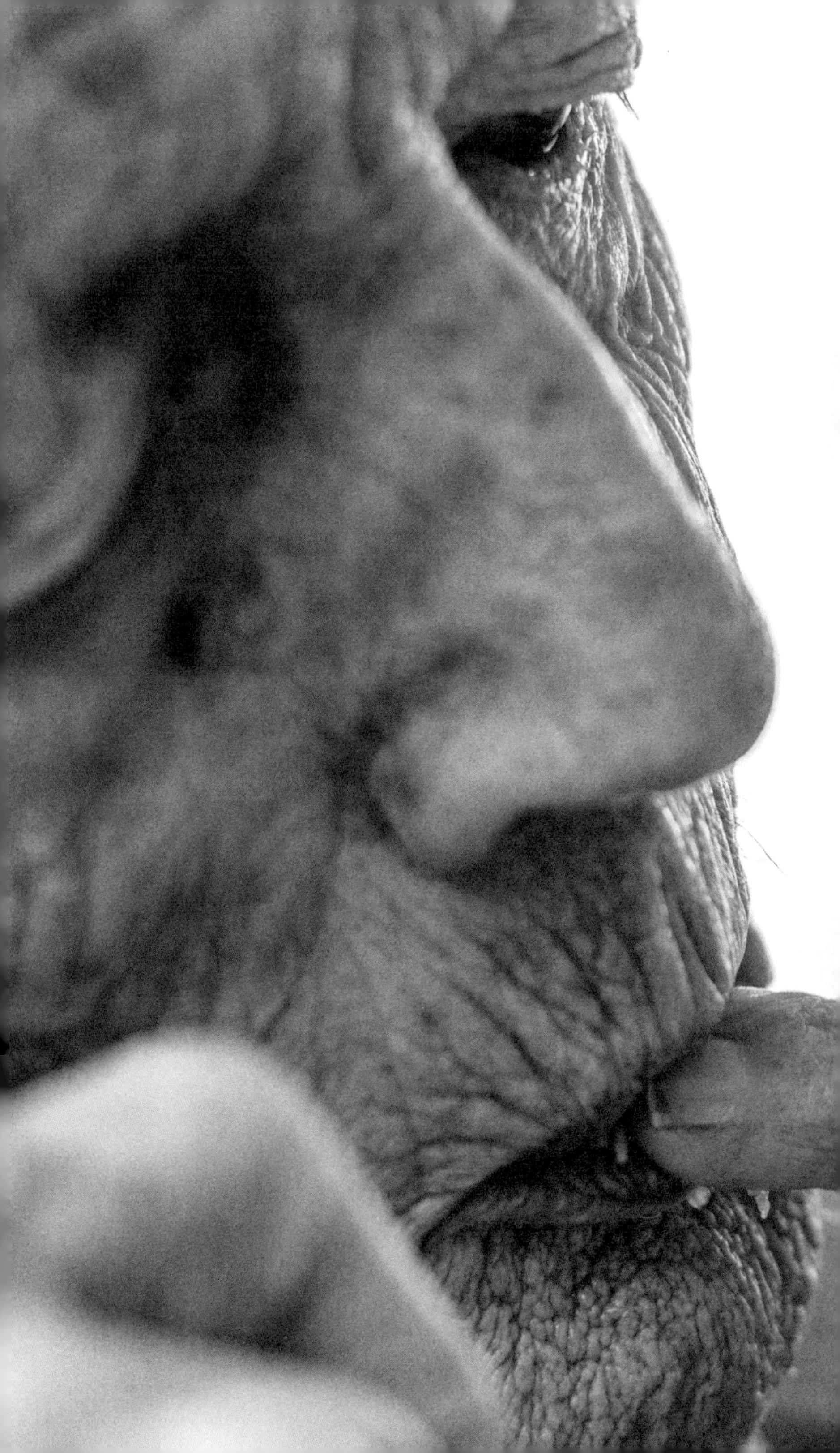

Nähe und Distanz

Zwischenmenschliche Beziehungen prägen menschliche Geschichten und Biografien mehr als alles andere. Manchmal bleibt die Sehnsucht nach einem Wunschpartner bis zum Schluss unerfüllt. Manchmal braucht es ein ganzes Leben lang, bis eine Befreiung aus einer lieblosen Beziehung gelingt. Für Menschen, die sich in einer demenziellen Aufarbeitungsphase befinden, hat das Austarieren von Nähe und Distanz oft eine wesentliche Bedeutung.

Zwischenmenschliche Beziehungen sind seit jeher auch von der Zeitgeschichte geprägt. Typisch für die Generation jener Menschen, die heute in Seniorenheimen leben, war die Endgültigkeit der ehelichen Beziehung. In christlich konservativen und traditionellen Lebenskonzepten war es besonders für Frauen nahezu unmöglich, die Scheidung einzureichen, um aus der ehelichen Unterdrückung oder einer gewalttätigen Ehe auszusteigen. Häufig finanziell abhängig von ihren Männern, erduldeten die Frauen nicht selten aus einer wirtschaftlichen Überlebensstrategie heraus ihr Unglück. Manchmal bis zu jenem Zeitpunkt, wo eine demenzielle Veränderung das gesellschaftliche Korsett sprengt und sie schließlich doch noch aus der Unterdrückung und Lieblosigkeit befreit. Tragischerweise können viele Frauen, die jetzt im hohen Alter sind, ihre Freiheit am Ende ihres Lebens nicht mehr genießen. Manchmal können sie sie aber wenigstens noch einmal erleben.

Burgis späte Befreiung

Auch Burgi konnte erst im hohen Alter, als ihre kognitiven Schranken gefallen waren, endlich diesen erlösenden Satz zu ihrem Ehemann sagen: „Verschwinde!“. Burgi verbrachte ihr ganzes Leben in einem kleinen Dorf. Aus diesem Dorf stammte auch der Mann, den sie heiratete. Die Heirat war eine Vernunftentscheidung, zu der sie ihre Eltern drängten, die ihre Kinderschar versorgt sehen wollten. Da Burgi nie aufgeklärt worden war, erlebte sie ihre Sexualität als eheliche Pflicht, wie sie später einer Pflegerin anvertraute. Demütig und bescheiden verbrachte sie ihr Leben als Hausfrau im Schatten ihres Mannes. Als sie über 80 Jahre alt war, begann ihre demenzielle

Veränderung. Sie vergaß, den Herd abzuschalten, kochte nichts mehr und wurde inkontinent. Ihr Mann war mit der Pflege seiner Frau rasch überfordert und so übersiedelte die Frau in ihrem letzten Lebensabschnitt in ein Seniorenheim, das im selben Ort errichtet worden war. Von dem Moment an begann die Fassade zu bröckeln. Der Mann kam täglich, um seine Frau zu besuchen. Doch jedes Mal, wenn sie ihn sah, begann sie, ihn zu beschimpfen, und schrie ihm „Verschwinde!“ ins Gesicht. Der Ehemann beklagte sich beim Pflegepersonal über die Kälte und Lieblosigkeit seiner Frau, war verzweifelt und weinte. Im Rahmen einer Schulung kam eine Validationslehrerin in dieses Heim. Die Pflegekräfte erzählten ihr vom Verhalten der alten Frau und baten die Demenzexpertin um Hilfe. In den folgenden Wochen besuchte meine Kollegin die alte Frau, validierte sie und arbeitete biografisch mit ihr. Nach und nach wurden die Puzzleteile zusammengefügt. Schließlich brach es aus Burgi heraus. Ihr Mann hatte sie all die Ehejahre betrogen. Doch nach außen bewahrte man stets den Schein der heilen Familie. Am Sonntag besuchten sie brav die Kirche und keiner ahnte, was wirklich hinter den Mauern des Bauernhofes passierte. Die größte Schmach, so vertraute sie sich schließlich der Validationslehrerin an, war, als ihr Mann Prostituierte aus der Stadt holte und Burgi, während er seine Sexualität im Haus auslebte, in den Schweinestall sperrte. Dies geschah viele Male. Jetzt, in ihrer Aufarbeitung, befreite sich Burgi. Jetzt konnte sie ihm dieses erlösende „Verschwinde!“ ins Gesicht schleudern. Jetzt gab es keinen Schein mehr zu wahren.

Demenz kann auch als späte Chance, Kränkungen zu heilen, verstanden werden.

Jahrzehntelange Unterdrückung und Kränkungen fordern irgendwann, gesehen zu werden. Diese Wunden heilen nicht einfach von selbst mit der Zeit. Ein inneres seelisches Gleichgewicht konnte Burgi offensichtlich erst mit dem Einsetzen der Demenz herstellen. Die Gründe dafür, dass Burgi verheimlichte, was ihr Mann ihr angetan hatte, sind sicherlich vielfältig. Vermutlich spielte die Scham, die die Frau angesichts der sexuellen Ausschweifungen ihres Ehemannes empfand, eine zentrale Rolle. Erst im hohen Alter, in der Aufarbeitung ihres Lebens, fiel diese Schranke und die wahren Gefühle forderten ihren Tribut. So kann die Demenz im Alter von Burgi auch als Hilfe zur Heilung und als eine späte Chance, sich zu befreien, verstanden werden.

Alois und sein geliebter Waschlappen

Die Begegnung mit diesem hochbetagten Mann ist mir gut in Erinnerung. Alois hatte die Diagnose Alzheimer im fortgeschrittenen Stadium. Seine kognitiven Fähigkeiten waren schwach, aber seine Gefühle und seine Sehnsucht nach seiner verstorbenen Frau sehr stark. Immer wieder rief er nach ihr, suchte sie, vor allem am Abend, und „holte“ sie in seiner Weisheit auf eine besondere Weise herbei. Das Ehepaar war gemeinsam in das Seniorenheim eingezogen. Sie hatten ein Doppelzimmer und die Gattin sorgte sich, wie sie es ihr ganzes Leben getan hatte, liebevoll um ihren Mann. Er war körperlich schwächer als sie und brauchte bei der täglichen Körperpflege Hilfe und Unterstützung, die sie übernahm, so gut es ging. Dann starb sie und Alois blieb allein im Seniorenheim. Nun begann seine Suche nach ihr. Die Jahre vergingen, aber seine Sehnsucht blieb. Alois fand schließlich einen kreativen Weg, um seine Sehnsucht ein wenig zu stillen. Wenn er sich abends ins Bett legte, deckte er sein Gesicht mit einem alten, ausgefransten roten Waschlappen zu. Dieser Waschlappen war ihm heilig, niemand durfte ihn entfernen. In der validierenden Arbeit mit ihm fanden wir heraus, dass ihm seine Frau, als sie noch lebte, jeden Morgen mit ebendiesem Waschlappen fürsorglich und zärtlich das Gesicht gewaschen hatte. Wie weise war doch dieser Mann. Er suchte sich ein Symbol, das ihn mit seiner Liebe in Verbindung brachte.

In solchen Situationen ist es wichtig, die in der Einrichtung tätigen Menschen, ganz gleich ob Praktikantinnen, Schüler oder Reinigungskräfte sowie das gesamte Pflegepersonal über die symbolhafte Bedeutung des Gegenstands zu informieren. Mit ein wenig Empathie lässt sich nachvollziehen, welche emotionale Tragödie bei dem alten Mann hätte ausgelöst werden können, wenn jemand diesen Waschlappen entsorgt und durch einen neuen ersetzt hätte.

Alois holte sich seine Frau jeden Abend auf diese Weise ganz nah zu sich, deckte sich mit ihr symbolisch zu und erfuhr so Nähe, Liebe und Schutz. Symbole sind in der Aufarbeitung sehr wichtig, denn sie können zur Heilung beitragen. Als Platzhalter für Vergangenes wissen wir oft nicht, was sie bedeuten, wofür sie stehen und was sie repräsentieren. Doch ihr großer emotionaler Wert kann helfen, die Seele zu schützen oder zu heilen.

Ehrengast am Tisch: die Handtasche

Eine alte Frau, Mariechen wurde sie von allen auf ihren Wunsch hin gerufen, war bereits knapp 100 Jahre alt. Mariechen ging nie ohne ihre Handtasche zum Esstisch. Die Angehörigen erzählten, dass sie die Tasche mit 17 Jahren von ihrem geliebten Vater geschenkt bekommen hatte. Die Handtasche wies bereits hässliche Flecken auf, ihr Aussehen lud schon lange nicht mehr zum Angreifen oder Bewundern ein. Doch ohne ihre Handtasche verließ die alte Frau nie ihr Zimmer und das empathische Pflegepersonal ließ das glücklicherweise zu. Als sich die Mitbewohnerinnen und Mitbewohner über die unappetitliche Tasche beschwerten, die auf dem Esstisch stand, fand das Pflegepersonal eine gute Lösung. Dieser wichtige Gegenstand, der vielleicht die Liebe ihres Vaters symbolisierte, bekam einen eigenen Sessel. So konnte die Tasche neben der alten Frau thronen und sie hatte sie in ihrer Nähe.

Karla und die Ansichtskarte

Auch eine verbogene und verschmutzte Ansichtskarte kann zum wichtigsten Gegenstand im Leben eines Menschen werden. Das zeigt die Geschichte von Karla. Ich lernte Karla in einem Seniorenheim kennen, in dem ich Validation unterrichtete. Sie war aus einer Großstadt in dieses Pflegeheim aufs Land gezogen, eine Stadtlady, wie sie im Buche stand: adrett gekleidet, immer die Haare in Locken und gefärbt, Ketten und Ringe verschönerten ihr Aussehen. Ihr Verhalten in der Nacht irritierte jedoch das Pflegepersonal. Mehrmals läutete Karla und sagte in die Sprechanlage: „Schwester, ich habe einen Orgasmus" oder: „Schwester, ich habe keinen Orgasmus". Dass eine 90-jährige Frau ihre Sexualität einfordert, ist ungewöhnlich. Eines Tages montierte Karla gar den Duschkopf ab und versuchte, sich damit selbst zu befriedigen. Erklärungen und Hinweise auf die Verletzungsgefahr prallten jedoch bei Karla ab.

Als ich zu Karla ins Zimmer kam, lag auf ihrem Tisch eine Ansichtskarte, die jene Großstadt zeigte, in der ich selbst einst als Studentin gewohnt hatte. Karlas Geburtsstadt, wie sich bald herausstellte. Ein Austausch über diese Gemeinsamkeit führte zu einem raschen Vertrauensaufbau. Bei diesem Erstgespräch mischte ich biografische Fragen mit Validationstechniken. Wichtig war mir dabei, mich in sie einzufühlen und sie genau so zu akzeptieren, wie sie war. Ich versuchte, bei mir zu bleiben und keine Show abzuziehen, denn der alte Mensch in seiner emotionalen Weisheit spürt meist rasch, wer ihm wirklich gegenübersitzt. Von ihrer Lebensgeschichte wusste ich nur, dass ihre Ehe kinderlos war. Auf meine Frage, wie sie ihren Gatten kennengelernt hatte, erzählte sie von ihrer gemeinsamen Leidenschaft für das Tanzen. Alle Standardtänze hatten sie als Paar beherrscht und wurden dafür bewundert. Während sie das erzählte, hielt sie die zerknitterte Ansichtskarte mit dem berühmten Wahrzeichen ihrer Stadt in ihrer Hand, bei der schon Ecken fehlten. Und sie vertraute mir an, dass sie zu ihrem damaligen Verlobten sagte, dass er sie heiraten müsse, bevor er in den Krieg eingezogen werden würde. „Und?", fragte ich. „Selbstverständlich", antwortete sie mit fester Stimme und fuhr dann in leisem Ton fort: „Stellen Sie sich vor, am Tag der Hochzeit schrieb mir meine Schwiegermutter einen Brief, in dem sie mich als Hure bezeichnete. Und ich weiß bis heute nicht, warum!" Das Schweigen knisterte förmlich im Raum. Nach einer Stille, die vielen Gedanken und Gefühlen Platz schenken sollte, fragte ich: „Wie war Ihr Mann?" Wieder Stille. „Eigentlich lieb!" Ich wiederholte das Schlüsselwort in meiner offenen Frage: „Lieb? Was heißt denn lieb sein bei einem Mann?" Da schaute sie zum Fenster hinaus, als ob sie in ihre Erinnerungen eintauchen würde, und flüsterte: „Wissen Sie, meine Ehe ist nie vollzogen worden!" Mein erster Gedanke war, dass ihr Mann vielleicht homosexuell gewesen war und er sie geheiratet hatte, um Folter oder Ermordung im Konzentrationslager zu entgehen. Doch sie widersprach rasch dieser These. Ihr Mann hatte immer Geliebte, so erzählte sie mir, aber sie begehrte er einfach nicht sexuell. Nie hatte er ihr dafür den Grund genannt.

Wertschätzende Kommunikation ist in Bezug auf die Sexualität alter Menschen wichtig.

Im hohen Alter, als ihre kognitiven Schranken fielen, wollte ihre Sexualität gelebt werden und sie wollte sich als Frau fühlen. Ich riet dem Pflegepersonal, die Frau darin zu unterstützen, indem – besonders beim Baden – ihre Intimsphäre gewahrt werden sollte. Außerdem regte ich an, ihr Sexspielzeug zur Verfügung zu stellen. Auch eine wertschätzende Kommunikation in Bezug auf ihre sexuellen Bedürfnisse war hier angebracht. Der Mensch wird im Alter nicht geschlechtslos. Sexualität ist immer ein Thema in Pflegeeinrichtungen wie auch in der häuslichen Pflege.

Mit Karla ging es spannend weiter. Aus mir nicht bekannten Gründen übersiedelte sie in ein anderes Seniorenheim. Fünf Jahre später sah ich sie in einem katholischen Heim wieder. Allein saß sie dort, an einem Tisch. Da sie immer mehr ihre Sehnsucht nach ihrer Geburtsstadt und den dortigen Kaffeehäusern verbalisierte, versuchte das Pflegepersonal, ihr ein typisches Kaffeehausflair zu ermöglichen: Tablett mit kleiner Kaffeetasse, Löffel und Zucker auf der Seite, ein Kännchen mit Kaffee und Milch. Kuchen mit Gabel und Serviette und eine Zeitung. Und dann sah ich etwas, das mich sofort ein paar Jahre zurückversetzte: Daneben lag dieselbe Ansichtskarte aus ihrer Heimatstadt, die sie schon bei unserer Begegnung vor Jahren in ihren Händen hielt. Das Pflegepersonal erzählte mir, dass kurz nach ihrem Einzug ihre Sexualität noch ein großes Thema war. Den Priestern, die die Ordensschwestern, die in diesem geistlichen Heim wohnten, besuchten, machte sie immer wieder eindeutige Avancen. Doch mit 97, kurz vor ihrem Tod, verschwand ihre Sehnsucht nach Nähe, Berührung und einem Du immer mehr und machte schließlich dem Verlangen Platz, „nach Hause" fahren zu wollen. So saß sie stundenlang da und vertiefte sich in diese alte Ansichtskarte, die wohl ein Symbol für ihre Heimat und Vertrautes war und die sie über so viele Jahre begleitete.

Jeder Mensch sehnt sich in irgendeiner Form nach Nähe, Zärtlichkeit und Berührung. Wir wollen kuscheln, umarmen, halten und gehalten werden, von unserer Geburtsstunde an bis zu unserer Todesstunde. Sogar Stofftiere können zu diesem Zweck beseelt werden, wie die nächste Geschichte zeigt.

Gabi und ihr Hasiburli

Ich kannte Gabi schon lange aus Erzählungen, bevor ich sie persönlich kennenlernen durfte. Immer wieder wurde ihre Geschichte in den Kursen, die ich in diesem Heim abhielt, erzählt. Sie kam als selbstbewusste und selbstbestimmte Frau in die Pflegeeinrichtung, weil, so die Tochter, „es zu Hause nicht mehr ging“. Als ehemalige Beamtin hortete Gabi Schachteln mit Briefen, Zetteln, Flyern und Papieren, von denen sie sich nicht trennen konnte. Gabi hatte zuvor allein in einem großen Haus mit Garten gelebt und war noch rüstig mit einem Stock unterwegs. Ihre Tochter war jeden Tag bei ihr gewesen, da sie Angst hatte, dass ihre Mutter stürzen könne, nichts essen oder die Einnahme der Medikamente vergessen würde. Die Angst um ihre Mutter war schließlich der Anlass, Gabi ins Pflegeheim zu bringen. Und sie war todunglücklich darüber. Mehrmals am Tag rief sie ihre Tochter an und machte ihr Vorwürfe. Immer wieder beklagte sie sich, dass sie sich nicht um sie kümmere und dass sie so viel Arbeit im Haus und im Garten habe. Das Pflegepersonal bat mich, mit der Tochter ein Gespräch zu führen, um gemeinsam Strukturen festzulegen und ihr auch diesen Druck der Verantwortung, gepaart mit einem schlechten Gewissen, zu nehmen. In dem Gespräch erzählte mir die Tochter, dass ihre Mutter bei den Großeltern aufwuchs. Über die Gründe, warum, wurde in der Familie nie gesprochen. In dieser Generation kam es häufig vor, dass Kinder einige Jahre nicht bei den Eltern, sondern bei den Großeltern lebten. Bei manchen Kindern hinterließen diese emotionale Ungewissheit und das Fehlen der Eltern, vor allem der Mutter, seelische Wunden. Die Ehe ihrer

Die Sehnsucht nach Nähe drückt sich häufig in persönlichen Symbolen aus.

Eltern, so erzählte die Tochter, war geprägt von Streitereien und endete schließlich mit einer Scheidung.

Gabi, sie war über 80, als ich sie kennenlernte, war am Beginn ihrer demenziellen Veränderung und brauchte Strukturen. Wir legten einen Tagesplan fest und suchten Aufgaben, die mit ihrem ehemaligen Beruf als Standesbeamtin zu tun hatten. Ihre Telefonanrufe wurden auf einen pro Tag beschränkt und die Besuche ihrer Tochter, die vor der Coronapandemie noch täglich möglich waren, auf dreimal wöchentlich reduziert. Es funktionierte. Am Anfang zumindest. Dann kam Corona und die Einsamkeit löste die Besuche ihrer Tochter ab. Die Sehnsucht nach der Nähe ihrer Tochter, ihren Umarmungen, ihrer Hand auf ihrer, fehlten Gabi sehr und ihre demenzielle Veränderung schritt voran. Aufgaben, die gerade noch interessant waren, interessierten sie nicht mehr. Und dann geschah etwas, das mir abermals die Weisheit der alten Menschen zeigt, die unbewusst einen Weg suchen, um wieder in ihr seelisches Gleichgewicht zu gelangen. Gabi fand die ersehnte Nähe schließlich bei einem Stoffhasen, der von nun an ihr Lebensbegleiter wurde. Bis zu diesem Zeitpunkt saß er unbeachtet und einsam als Dekorationsstück im Aufenthaltsbereich des Seniorenheims, fast so, als hätte er auf Gabi gewartet. Gabi taufte das Stofftier auf den Namen „Hasiburli" und hauchte ihm kurzerhand Leben in sein schon älteres Äußeres. Von nun an saß er auf ihrem Rollator und teilte mit ihr Tisch und Bett. Sie sprach und schimpfte mit ihm, umarmte und busselte ihn. Und manchmal drehte sie sich lächelnd zum Pflegepersonal und bemerkte mit einem schalkhaften Ausdruck im Gesicht: „Ich weiß eh, dass es ein Stofftier ist. Aber ich brauch halt wen." Das Stofftier wurde zum Symbol für ein Gefühl von Liebe. So konnte sie ihre Sehnsucht leben, sich um jemanden zu kümmern, für jemanden da zu sein und Verantwortung zu tragen. Sie hatte diesen Stoffhasen adoptiert.

Um auf diese Situation angemessen zu reagieren, sind zweierlei Aspekte zu beachten. Tun Sie nicht so, als ob das Stofftier leben würde. Ebenso sollten Sie nicht korrigieren und darauf hinweisen, dass es ein Stofftier ist. Sondern erkennen Sie darin das Bedürfnis und das Gefühl der alten Dame an und bestätigen Sie ihren Wunsch nach Nähe. „Ist es gut, wenn wer da ist?", kann eine adäquate Frage sein. Oder: „Wer war früher für Sie da?" Diese Erinnerungsfrage kann helfen, Sehnsüchte zu verbalisieren und dadurch den Schmerz, der sich darunter vergraben hat, zu befreien.

Beziehungen und Nähe können auch über sogenannte Demenzpuppen gelebt werden. Ich rate den Pflegepersonen beim Einsatz dieser Puppen jedoch zur Vorsicht. Oft glauben die Pflegenden, dass eine Frau oder ein Mann zur Aufarbeitung eine Demenzpuppe braucht. Die Puppe wird den alten Menschen dann auf den Schoß gesetzt oder in ihre Arme gelegt. Doch das ist manchmal mehr das Bedürfnis der Pflegeperson als jenes des alten Menschen. Platzieren Sie diese Puppe sichtbar in Reichweite. Wenn sich dann der hochbetagte und desorientierte Mensch diesem Symbol nähert, wird sichtbar, ob es tatsächlich seinem Bedürfnis entspricht.

VALIDATIONSPRINZIP

Persönliche Symbole, die von alten und desorientierten Menschen benutzt werden, sind in der Gegenwart vorhandene Menschen, Gegenstände oder Konzepte, die mit Emotionen beladene Menschen, Gegenstände oder Konzepte aus der Vergangenheit repräsentieren können.

—— Sigmund Freud und Carl Gustav Jung gelten als Pioniere in der Erforschung der Symbolsprache. In der Psychologie, Psychotherapie und Psychoanalyse haben Symbole einen zentralen Stellenwert. Dieses Prinzip bedient sich auch dieser Erkenntnisse. Karlas Ansichtskarte, Gabis Hasiburli oder Alois' Waschlappen – sie alle können stellvertretend für Personen und die damit verbundenen Emotionen und Bedürfnisse verstanden werden. Es ist für die Aufarbeitung der alten Menschen wichtig, sensibel zu beobachten und die Gegenstände zu akzeptieren und zuzulassen, denn sie können dabei helfen, das seelische und emotionale Gleichgewicht wiederzufinden.

IN DER PRAXIS

—— Gegenstände, Personen und Handlungen, die immer wieder verbunden mit starken Emotionen auftauchen, zeigen uns, dass sie für den alten Menschen wichtig sind. Bitte lassen Sie sie dem Betroffenen, denn er braucht sie. Sie können ihm helfen, in eine andere Zeit einzutauchen und andere emotional wichtige Menschen wiederzutreffen. Seien Sie jedoch zurückhaltend mit Interpretationen. Wir wissen nicht, wofür ein Stück Stoff wirklich steht. Es kann für eine Tätigkeit, für ein Dokument oder vielleicht auch für eine Kinderwindel stehen. Lösen Sie sich von allzu starren Bildern und lassen Sie zu, dass sich der genaue Hintergrund oft nicht eruieren lässt. Staunen Sie über die auf den ersten Blick verborgene Weisheit des alten Menschen, der mit seinem Tun ein inneres Gleichgewicht wiederzuerlangen versucht.

DIE BOTSCHAFT DER WEISHEIT

Wir nehmen oft nur die Kanten in unserem Leben wahr, aber nicht die Rundungen. Die Probleme sind sichtbar, aber die Magie und die Schönheit dieses kostbaren Lebens sehen wir häufig zu wenig. Bewusst wahrzunehmen, bewusst zu leben und das Leben jede Minute aufzusaugen, in Dankbarkeit und Demut – auch das kann die Botschaft der Geschichten dieser alten Menschen sein. Wenn wir uns dem Abenteuer Leben stellen, wenn wir jetzt aufbrechen und vielleicht auch aus unbequemen und uns nicht entsprechenden Lebenskonzepten ausbrechen, können wir möglicherweise verhindern, dass wir es am Ende des Lebens mit Gewalt tun müssen. An uns, an unseren Beziehungen und an unserem Leben arbeiten, innehalten, hinhorchen und hinschauen und immer wieder nachjustieren, einen Richtungswechsel vornehmen – das könnte eine weise Botschaft dieser Lebensgeschichten sein. Häufig laufen wir durch das Leben, als ob es ein Einhundert-Meter-Sprint wäre. Hingegen würde uns die Zeitlupe die Wunder dieses Seins viel besser zeigen. Mit unserem Tempo verlieren wir leicht die Verbindung zu uns selbst – und zu anderen. Wie oft planen wir das Morgen und vergessen dabei das Heute? Die Geschichten zeigen uns, wie Menschen sogar noch in der letzten Phase einer Demenz danach dürsten, Verbundenheit und Liebe zu empfinden. Dieses tiefe Grundbedürfnis können wir in unser tägliches Sein integrieren, indem wir unsere Beziehungen pflegen und uns mit anderen Menschen, aber vor allem mit uns selbst verbinden.

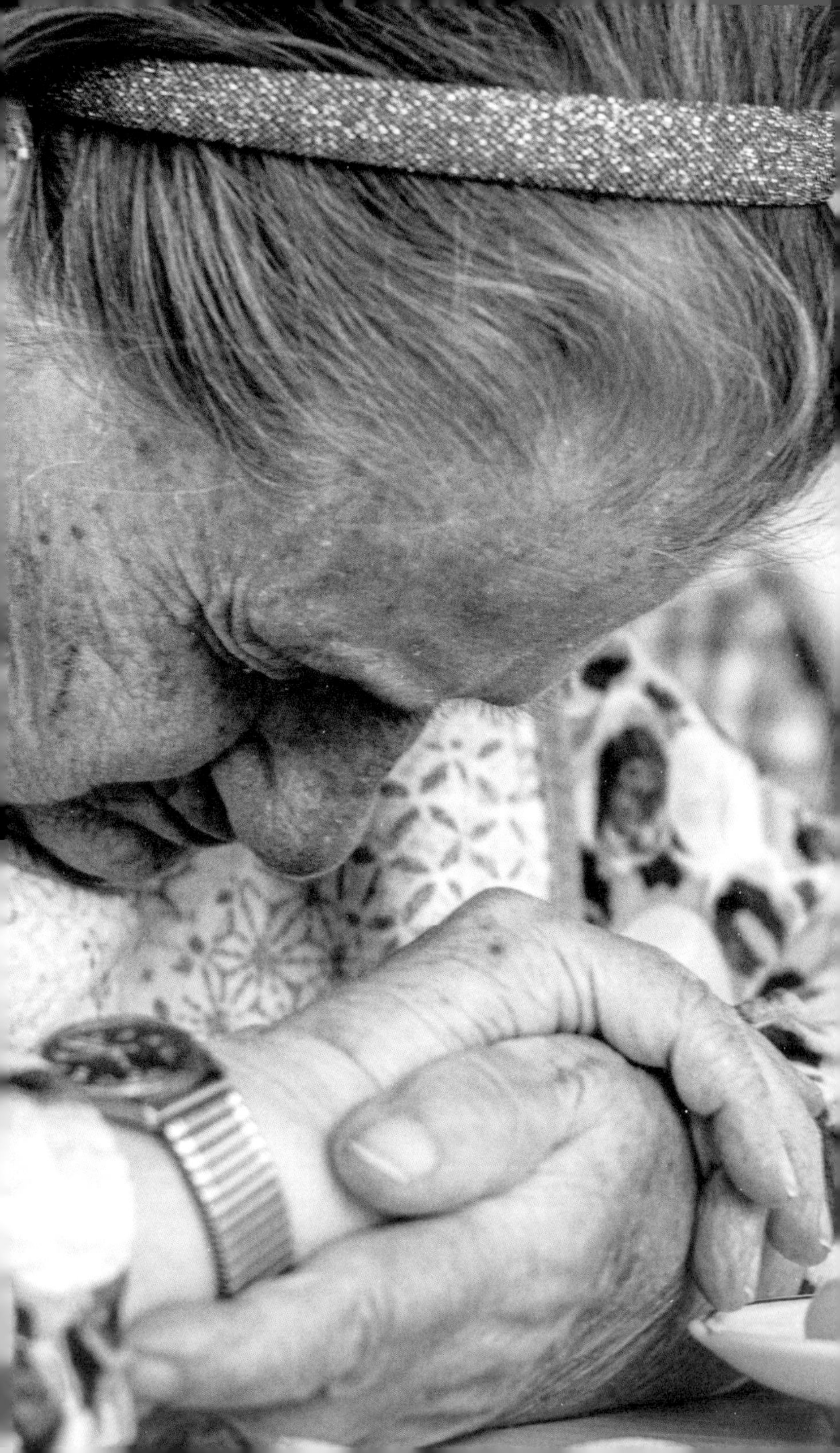

Abschied, Trauer und Tod

—

Wenn der Tod am Ende des Lebens vor der Tür steht, kommen oft lang vergessene Verluste oder eine tief verschlossene Trauer zum Vorschein. Sich von geliebten Menschen zu verabschieden ist oft Grundvoraussetzung dafür, dass Menschen in Frieden sterben können. Manchmal ermöglicht eine demenzielle Veränderung einen Abschied in einer eigenen, anderen Welt, der in der sogenannten Realität nicht mehr möglich ist.

Von Geburt an gehören Loslassen und Abschiednehmen zu unserem Leben. Wir verabschieden uns jeden Tag von einem Lebenstag, bis der große Abschied – unser Tod, unser letzter Lebensakt – vollzogen wird. Menschen, die an einer Demenz erkrankt sind, können noch einmal durch ihre Lebensbücher gehen, bevor das letzte Kapitel geschrieben ist. Noch einmal werden Erlebnisse von früher durchlebt, schmerzhafte wie freudige, traurige wie glückliche. Gusti verabschiedete sich noch einmal von ihrem ersten Ehemann, um ihren Frieden zu finden.

Gusti nimmt Abschied

Das Seniorenheim, in dem Gusti ihren Lebensabend verbrachte, war erfreulicherweise in Validation geschult. Eines Morgens begrüßte eine Mitarbeiterin die über 90-jährige Dame in ihrem Zimmer: „Guten Morgen! Wie geht es Ihnen?" Viele Menschen grüßen mit einer geschlossenen Frage: „Haben Sie gut geschlafen?" oder: „Geht es Ihnen gut?". Offene Fragen ermuntern jedoch, ausführlicher zu antworten. Und so wurde auch Gusti, die fast blind war, durch diese offen gestellte Frage motiviert, sich zu öffnen. Sie begann zu erzählen und berichtete der Pflegerin, dass ihr erster Gatte in der Nacht zu Besuch gekommen sei. Sie wisse, so betonte sie, dass ihre beiden Männer schon lange gestorben seien. Aber, so schmunzelte sie, heute war ihr erster Mann in ihrem Zimmer gewesen, um sie zu besuchen.

Das Schöne an der Validation ist, dass wir das Gesagte als die Wirklichkeit des anderen annehmen. Wir berichtigen nicht, wir wollen nichts beweisen, wir argumentieren nicht, sondern wir nehmen ihr Erlebtes als gültig und wahr an. Regina, die Pflegekraft, nahm die Einladung der Bewohnerin an und setzte sich ihr gegenüber.

Aufgrund der Biografiearbeit mit der Bewohnerin wusste Regina, dass Gusti nur einmal verheiratet gewesen war. Die Pflegerin vermutete, dass Gusti ihr etwas Wichtiges erzählen wollte, und nahm sich Zeit, um die Geschichte der alten Frau zu hören.

1920 in einer Kleinstadt geboren, wuchs Gusti in einer armen Arbeiterfamilie auf. Sie war die älteste Tochter eines rauen und wortkargen Vaters und einer schweigsamen Mutter, die außer Gusti noch fünf Kinder hatte. Gusti arbeitete in einer Fabrik als Hilfsarbeiterin. Dort lernte sie auch ihren späteren Gatten Herbert kennen. Sie beschrieb ihn als einen feschen, groß gewachsenen Mann, der oft am Fabriktor auf sie wartete und sie mit seinem Moped nach Hause brachte. Für sie, so schwärmte Gusti mit strahlenden Augen, war Herbert all das, was sie zu Hause entbehrte: Wärme, Liebe und Aufmerksamkeit. Als der Krieg ausbrach, musste Herbert einrücken. Da gestand sie ihm, dass sie von ihm schwanger war. Sie heirateten, bevor er an die Front musste. Ein Mädchen wurde geboren und Herbert lernte seine Tochter bei einem Heimaturlaub kennen. Die Zeiten waren schwer, Hunger und Kälte ließen Gusti oft verzweifeln. Ihre zweite Tochter wurde 1941 geboren. Dann blieb Herbert verschwunden. Keine Feldpost, kein Lebenszeichen. Die Jahre vergingen und 1945 war der Krieg zu Ende, doch die folgenden Jahre waren von Entbehrungen geprägt und Gusti hatte noch immer keine Gewissheit, ob ihr Mann noch lebte oder nicht. Sie schaltete das Rote Kreuz ein, das nach vermissten Personen sucht, doch die Suche blieb ohne Erfolg. Ihr Nachbar, ein Junggeselle, half ihr, wenn in ihrer Wohnung etwas zu reparieren war, und gab ihr Aufmerksamkeit und Geschenke. Auch die zwei Mädchen mochten den „Onkel" von nebenan. Gusti betonte beim Erzählen, dass sie den Nachbarn zwar nicht liebte, sich aber von ihm beschützt und umsorgt fühlte. Er versorgte sie und die

Validation nimmt das Gesagte als gültige und wahre Wirklichkeit des anderen an.

Töchter mit Lebensmitteln und Heizmaterial. Schließlich gab sie seinem Drängen nach und begann ein Verhältnis mit ihm. Nach zehn Jahren bat sie ihr Freund, ihn zu heiraten. Nach langem Überlegen willigte sie ein. Ihre Töchter sollten einen Vater haben, denn ihr zukünftiger Ehemann wollte die beiden Mädchen adoptieren. So beschloss sie, ihren verschollenen Gatten für tot erklären zu lassen. Als Witwe durfte sie in der Kirche wieder heiraten. Es sollte eine schlichte Hochzeit werden, nur die engsten Verwandten wurden eingeladen. So stand sie also mit ihrem zukünftigen Mann vor dem Altar, als plötzlich leise die Tür aufging und ihr Gatte, den sie für tot gehalten hatte, die Kirche betrat. Der Totgeglaubte starrte sie einen Moment lang an, drehte sich um und verließ die Kirche. Sie sah ihn nie wieder.

Eidetische Bilder können bei alten Menschen zur Heilung beitragen.

„Was hätte ich tun sollen? Weggehen und ihm erklären, warum ich diesen Mann heirate?“, sagte sie leise. Sie erklärte der Pflegerin, dass sie wohl immer wieder an ihren ersten Mann dachte, doch erzählte sie nie jemandem davon, dass ihr verschollener Gatte wieder zurückgekehrt war. „Stellen Sie sich vor und heute Nacht saß er in dem Sessel, in dem Sie jetzt sitzen. Ich habe ihm alles erklärt, warum ich den zweiten Mann geheiratet habe. Und er hat mir vergeben. Dann ist er verschwunden. Und jetzt kommt er nicht mehr“, sagte sie. Ihre Stimme klang traurig und gleichzeitig erleichtert. Die Mitarbeiterin hatte aufmerksam zugehört und fragte Gusti anschließend, wie dieser Abschied für sie sei. Gusti antwortete mit Tränen in den Augen. „Ich habe ihm gesagt, dass ich ihn immer geliebt habe!“

Nach Naomi Feil sind diese Wahrnehmungen keine Wahnvorstellungen und auch keine Halluzinationen, sondern sogenannte eidetische Bilder, die das Unbewusste sendet, damit, so Naomi Feil, Heilung erfolgen kann. Nach ihrer Erfahrung können diese eidetischen Bilder intensiver und häufiger auftreten, wenn die Sinne schwach werden. Wenn der Sehsinn abnimmt, sieht der Mensch mit dem inneren Auge. Wird der Hörsinn eingeschränkt, hören die Menschen Stimmen und Laute mit dem inneren Ohr.

Man kann sich gut vorstellen, dass Gustis Gewissen sie nahezu erdrückt hatte und die Sehnsucht, dem verschollenen Gatten ihre Beweggründe zu erklären, so stark war, dass für sie der Besuch ihres Ehemanns real war. So konnte sie schließlich Abschied nehmen und Frieden finden. Am Ende des Lebens demenziell veränderter Menschen geschehen oft Dinge, die kognitiv schwer nachvollziehbar und für uns unerklärbar sind. Wir sollten in diesen Fällen nicht versuchen, alles mit unserem Verstand zu erklären und zu verstehen, sondern auch andere Realitäten annehmen und zulassen.

Auch die nächste Erfahrung, die ich mit Walter, einem Pflegeheimbewohner, machen durfte, ist für mich unvergesslich. Der Bewohner stürzte eines Abends, als ich das Dienstzimmer abschloss, um nach Hause zu gehen, auf den Gang hinaus und schrie verzweifelt: „Schnell, Schwester! Kommen Sie, helfen Sie meiner Schwester, sie will zum Fenster herein und ich kann ihr nicht helfen!“

Walter und die verschollene Schwester

Walter war für die meisten Menschen im Seniorenheim eine Herausforderung. Seine nationalsozialistische Gesinnung verbarg er nicht, begrüßte uns manchmal mit „Heil Hitler“ und äußerte sich sehr abfällig über schwächere Menschen. Trotz dieser wenig liebenswerten Eigenschaften interessierte mich seine Geschichte und so begann ich, mit ihm biografisch zu arbeiten. Die Auseinandersetzung mit der Lebensgeschichte ist der zentrale Schlüssel, wenn wir alte Menschen begleiten und sie verstehen wollen. Und Biografien enden eigentlich nie, das letzte Puzzleteilchen im Gesamtbild Mensch kann erst nach seinem Tod eingesetzt werden. Denn jeder Mensch stirbt anders. Ich begann also, Walter bei jeder Begegnung über seine Lebensabschnitte zu befragen. Mit der Zeit entwickelte sich Vertrauen zwischen uns und ich spürte, dass sich hinter seiner oft ruppigen und ablehnenden Art ein verletzbarer Mensch verbarg, der schon oft im und vom Leben enttäuscht wurde. Walter war 14 Jahre alt, als der Zweite Weltkrieg ausbrach. Er wohnte mit seinen Eltern und zwei Schwestern in einer Kleinstadt. Er wuchs mit der Ideologie des Nationalsozialismus auf, seine Eltern waren glühende Verehrer von Adolf Hitler und dessen Gedankengut. Walter hatte ein Hobby, das seine Eltern nicht schätzten, weil es ihnen zu mädchenhaft schien. Sie wollten einen starken Sohn, so wie es Hitler predigte: flink wie Windhunde, zäh wie Leder und hart wie Kruppstahl. Doch Walter bastelte leidenschaftlich gerne Papierflieger. Seine Eltern untersagten ihm diese Freizeitbeschäftigung. Schere und Klebstoff seien für Mädchen, aber nicht für Buben, meinten sie. So begann Walter heimlich, meist in der Nacht, seine Papierflieger zu bauen. Er war gut darin. Mit Genauigkeit und Geduld entstanden seine Flieger, die er natürlich vor seinen Eltern verheimlichen musste. Seine kleine Schwester half ihm dabei und versteckte seine Werke in ihrem Zimmer in einem Kasten. Luise hieß die Schwester, so erzählte er mir immer wieder mit zärtlicher Stimme, die so gar nicht zu seiner sonst oft verletzenden Art passte. Manchmal waren die Eltern jedoch schneller. Wenn er vor Müdigkeit einschlief und die Mutter die Papierflieger, die nach dem Zusammenkleben zum Trocknen auf dem Fensterbrett standen, fand, zerriss sie seine Kunstwerke in kleine Teile und schimpfte mit ihm. Wenn er dann vor Enttäuschung weinte, war Luise da, die ihn tröstete. Gegen Ende des Kriegs wurde Walter zur Waffen-SS geholt. Stolz zeigte er mir die Narbe an der Innenseite seines linken Oberarms, wo einst seine Blutgruppe eintätowiert war. Dieses SS-Zeichen ließ er sich nach seiner Gefangenschaft in Sibirien, wohin er als 16-Jähriger für einige Jahre kam, herausbrennen. Doch seine innere Einstellung ließ sich nicht auslöschen. In der Waffen-SS bekam er das, was er zu Hause nicht spüren konnte: Liebe, Schutz und Sinn. Diese drei Grundbedürfnisse, um die sich unser aller Leben von klein an bis zu unserem Lebensende dreht. Zuneigung und Wärme, Sicherheit und eine Lebensaufgabe. In seinem Elternhaus hingegen erfuhr er Ablehnung, seine Leidenschaft, die Papierflieger, wurden belächelt und zerstört. Nur eine hatte zu ihm gehalten: Luise. Immer wieder erzählte er, dass seine kleine Schwester im Zweiten Weltkrieg verschwand und niemand wusste, wohin. Ob diese Geschichte wahr war oder nicht, ist in der Validation nicht relevant: Für ihn war sie verschwunden.

Zuhören kann dazu beitragen, dass alte Menschen ihren Schmerz besser ertragen.

Je weiter Walters demenzielle Veränderung voranschritt, umso öfter begann er, nach Luise zu rufen und sie zu suchen. So auch an diesem besagten Abend, als ich nach Dienstschluss nach Hause wollte. Ich erinnere mich, dass an diesem Abend ein starker Sturm über die Dächer fegte und die Außenjalousien der Fenster klapperten. Dieses Geräusch löste bei Walter wohl das Gefühl aus, dass seine Schwester ans Fenster klopfte und hereinwollte. Aufgeregt stand er mit seinem Rollator vor der Zimmertür und die Verzweiflung war in sein Gesicht geschrieben. Ich betrat mit ihm das Zimmer. Er setzte sich erschöpft auf sein Bett und ich fragte ihn, ob ich mich neben ihn setzen dürfe. Weinend fragte er nach Luise, er mache sich Sorgen um sie, er wisse ja nicht, wo sie sei. Behutsam legte ich meine Hand auf sein Schulterblatt und begann, ein Geschwisterlied zu singen und dann zu summen. Gleichzeitig schaukelte ich ihn, passend zum Rhythmus des Liedes „Schwesterlein, komm tanz' mit mir". Er schluchzte und seine Tränen rannen über seine Wangen. Ein tiefer Seufzer zeigte mir, dass seine Trauer zur Ruhe gekommen war. Ich fragte ihn: „Was ist denn das Schlimmste für Sie?" Er flüsterte: „Dass ich mich von ihr nicht verabschieden konnte." „Was würden Sie ihr denn gerne sagen?", fragte ich ihn. Und er, mit seinem Gesicht mir zugewandt: „Dass ich sie gernhabe!" Luise blieb sein Lebensthema, bis zu seinem Tod. Die Geschwisterberührung, die ich bei ihm angewandt habe, ist eine von mehreren verankerten Berührungen aus der Validation nach Naomi Feil. Ein dazu passendes Lied kann einen weiteren Kanal schaffen, um Gefühle, die jahrelang eingesperrt waren, zu leben und zu spüren. Ich konnte Walter nicht den Schmerz nehmen und seine Sehnsucht nach seiner Schwester stillen. Doch die Begleitung, das Zuhören und das Raumgeben trugen dazu bei, dass Walter seinen Schmerz leichter ertragen konnte. Mit seinen Tränen nahm er jedes Mal ein Stück Abschied von seiner Schwester Luise, die für ihn in seiner trostlosen Zeit da gewesen war.

Wir nehmen Abschied von Menschen und auch von Lebensabschnitten. Abschied nehmen kann aber auch die Chance für einen Neuanfang beinhalten. Altes gehen lassen und Neues begrüßen. Oft haben Menschen Angst davor, diesen Neuanfang zu machen, denn alles Neue kann auch beängstigen. So geschah es mit Lore, einer alten Magd, die erst kurze Zeit in einem Seniorenheim lebte und das Personal und auch die Mitbewohnerinnen und Mitbewohner mit ihrem Verhalten vor ein Rätsel stellte.

Manchmal hilft nur noch Hinausschreien!

Eine Mitarbeiterin dieses Heims, eine ehemalige Schülerin namens Andrea, rief mich an und erzählte mir von dem seltsamen Betragen einer Bewohnerin, die erst seit Kurzem im Seniorenheim war und deren Pflegestufe und Antrag auf Langzeitpflege geprüft wurden. In regelmäßigen Abständen stand die alte Frau von ihrem Platz im Aufenthaltsbereich auf, ging auf ihr Zimmer und begann, markerschütternd zu schreien. „Wie ein verletztes

Tier“, beschrieb Andrea dieses Schreien und fügte hinzu: „Ich arbeite schon 15 Jahre in der Pflege, aber solche Laute habe ich noch nie gehört.“ Nach ungefähr fünf Minuten kam Lore jedes Mal wieder aus ihrem Zimmer und verhielt sich, als ob nichts geschehen wäre. Die Abstände zwischen dem Aufstehen und Schreien betrugen ungefähr zwei Stunden und auch in der Nacht würde man im ganzen Haus das Schreien hören. Auf ihr Schreien angesprochen, leugnete Lore lächelnd, dass sie das sei.

Das Pflegepersonal überlegte, Lore zur Untersuchung in eine psychiatrische Klinik zu bringen. Andrea bat jedoch um Aufschub und rief mich an. Sie beschrieb mir Lore als eine sehr stille und genügsame Frau, die mit allem zufrieden war. Keiner konnte sich das Schreien erklären. Ich bat Andrea um die Lebensgeschichte dieser Frau und gleichzeitig gab ich meiner ehemaligen Schülerin den Auftrag, Lore beim nächsten Mal ins Zimmer nachzugehen – ausnahmsweise ohne anzuklopfen. Begeistert schien sie nicht zu sein, denn die Schreie ängstigten sie.

Ursachen für bestimmte Verhaltensweisen finden sich häufig in der Lebensgeschichte.

Einige Tage später berichtete mir Andrea, dass sie wie vereinbart Lore nach dem Essen zum Zimmer gefolgt war. Sobald die ersten Schreie ertönten, öffnete sie die Zimmertür. Die Klinke war noch nicht ganz heruntergedrückt, da öffnete Lore bereits selbst die Tür mit einem Lächeln. Das Schreien war rasch verstummt. Andrea fragte sie, ob sie etwas brauche, und versuchte, mit ihr in Kontakt zu kommen und Teile aus ihrer Biografie zu erfahren. In den folgenden Tagen war Andrea die Hauptperson in Lores Alltag. Sie baute langsam Vertrauen zu ihr auf. Ihr Schreien blieb, doch wurden die Abstände dazwischen nun länger. Als ich dann Lores Lebensgeschichte hörte, konnte ich die einzelnen Puzzleteilchen zu einem Ganzen zusammenfügen und Lores Verhalten wurde mir verständlicher.

Die meisten Geschichten, die ich von alten Menschen höre, haben zwei Merkmale gemeinsam: zu wenig Liebe in der Kindheit und zu wenig Vertrauen zu sich selbst und zu den Mitmenschen. Oft findet sich eine mögliche Ursache für bestimmte Verhaltensweisen in der Zeitgeschichte. Die Herausforderungen und der tägliche Kampf ließen oft Nähe und einen liebevollen Umgang mit den Mitmenschen nicht zu. Das Leben war ein zähes Ringen ums Überleben.

Lore wurde als elftes Kind in eine Kleinbauernfamilie hineingeboren. Von klein an musste sie auf dem Hof mitarbeiten. Mit zwölf Jahren verließ sie die Schule. Mit lauter Einsen, wie sie Andrea stolz erzählte. Doch ihre schulischen Leistungen zählten nicht, sondern ihre körperliche Arbeit war gefragt. Sie durfte keinen Beruf erlernen, sondern verdiente ihren Unterhalt als Magd, ihr ganzes Leben lang. Sie zog von Bauernhof zu Bauernhof, nie fand sie ein Zuhause, immer musste sie weiterziehen. Aus uns nicht bekannten Gründen heiratete sie nie und hatte auch keine Kinder. Als sie älter wurde und keine Leistung mehr erbringen konnte, zog sie in eine kleine Wohnung. Ihr Neffe, der sich für sie verantwortlich fühlte, organisierte dann ihren Aufenthalt in der Kurzzeitpflege. Es schien, als fühlte sie sich wohl in der Gemeinschaft, sie hatte Ansprache und kümmerte sich auch um schwächere Mitbewohnerinnen und Mitbewohner, indem sie sie zum Essen und Trinken aufforderte. Doch vermutlich hatte sie Angst, auch hier wieder Abschied nehmen zu müssen, denn sie erfüllte die gesetzlichen Anforderungen für eine Langzeitpflege nicht. Untersuchungen mussten noch durchgeführt und bürokratische Hürden überwunden werden, damit sie den endgültigen Bescheid erhielt. Ihr ganzes Leben bestand aus Abschiednehmen, nirgends konnte sie Wurzeln schlagen. Diesen Stress musste sie wohl irgendwie abbauen und sie fand einen Ausweg: das Schreien. Immer wenn der innere Druck zu groß wurde,

Das Gefühl, verstanden zu werden, baut bei alten Menschen Angst und Stress ab.

ging sie in ihr Zimmer und schrie ihr Leid und ihre Angst hinaus. Es schien, als ob Lore sich in zwei Ichs spaltete. Die eine Lore bewahrte Ruhe und war nach außen hin unauffällig. Die andere Lore hatte Angst davor, wieder wegzumüssen, weil sie nirgendwo verwurzelt war. Doch die Geschichte hat ein Happy End: Lore durfte im Seniorenheim bleiben und ihr Schreien hörte auf. Auf ihrem letzten Lebensweg hatte sie ein Zuhause gefunden. Andrea gab der Bewohnerin das Gefühl, verstanden zu werden. Immer wieder fragte die geschulte Mitarbeiterin nach früher, biografisch mit einer Haltung nach Naomi Feil. Wie war das früher? Was war das Schönste in ihrem Leben? Lore durfte ihre Angst und ihren Stress abbauen. Indem Andrea Lore empathisch begegnete und sie akzeptierte, schaffte sie Vertrauen.

IN DER PRAXIS

—— Verletzungen, die vor vielen Jahren entstanden oder immer ein Teil des Lebens waren, können sich dann zeigen, wenn Betroffene ähnliche Situationen erleben. Lore konnte sich ihr ganzes Leben lang kein Nest bauen, sondern war immer nur vorübergehend an einem Ort, den sie rasch wieder verlassen musste. Als ihre Emotionen, ihre Angst, ihre Trauer und auch ihre Wut sie überfluteten, half wohl nur mehr das Schreien, um ihren Gefühlen freien Lauf zu lassen.

Wir können alte Menschen, die aus einer Emotionalität heraus handeln, annehmen und ihnen die Möglichkeit geben, ihre Emotionen zu leben. Wenn Menschen wie Lore ihre Ängste über Schreien abbauen, kann es hilfreich sein, ihre Bedürfnisse und Gefühle zu bestätigen. Wenn Sie jemanden im aktiven Schreien erleben – Lore tat es heimlich in ihrem Zimmer –, können Sie dem Schreien Raum geben und beispielsweise fragen: „So schlimm?“ Je nach Sprachvermögen des Betroffenen können Sie weiterfragen: „Was könnte helfen?“ Oft habe ich als Antwort „Beten“ erhalten. Dann kann es hilfreich sein, ein „Vaterunser“ oder ein „Gegrüßet seist du, Maria“ anzustimmen, sofern die Person christlich sozialisiert ist. Strategien von früher können im Heute helfen. Singen bietet eine weitere Möglichkeit, Vertrauen aufzubauen und Angst zu reduzieren. Es sollte aber kein beruhigendes Lied sein, sondern eins, das hilft, Emotionen zu leben. Bei Zorn kann ich ein sogenanntes Wanderlied in einem aufgebrachten Ton singen, bei Angst könnte es „Horch, was kommt von draußen rein?“ sein. Dabei will ich nicht beruhigen und ablenken, sondern mich solidarisch zeigen und gemeinsam mit dem Betroffenen gegen den Sturm der Emotionen antreten. Dies kann dem alten Menschen Erleichterung und innere Balance verschaffen.

Traumatische Erlebnisse können weit zurückreichen und oft erst nach Jahrzehnten das Schlupfloch aus dem Seeleninnersten an die Oberfläche finden. Auch die Geschichte von der Lilli-Oma, deren Verhalten ihre Angehörigen monatelang zum Verzweifeln brachte, erzählt davon.

Lilli-Oma und die Geschirrtücher

Bei einer Validationsschulung in einem Seniorenheim erzählte ein Mitarbeiter ein persönliches Fallbeispiel. Martin berichtete von seiner Großmutter, die bei ihnen zu Hause gelebt hatte und in der Zwischenzeit schon verstorben war. Doch, so meinte er, brachte ihr Verhalten in den letzten Lebensmonaten die ganze Familie zum Verzweifeln. Die Familie konnte sich die Veränderungen der Großmutter nicht erklären, vor allem ihr Verhalten in der Nacht. Die Lilli-Oma, wie sie liebevoll von ihren Kindern und Enkelkindern genannt wurde, war eine Großmutter wie aus dem Bilderbuch. Sie war gläubig und immer darauf bedacht, dass die Kinder genug zu essen hatten. Die Sorge um die Familie, dass keiner von ihnen Hunger erleiden musste, war aus der Kriegszeit heraus zu erklären. Sie war 1920 geboren, also eine junge Frau, als der Krieg ausbrach. Mit zwanzig Jahren war sie bereits verheiratet und ihr Mann im Krieg. Vier Kinder zog sie groß und betreute sie liebevoll, so Martin. Später kümmerte sie sich um die Enkelkinder. Als sie im hohen Alter verwirrt wurde und Hilfe im Haushalt benötigte, war es keine Frage, dass eine der Töchter sie bei sich zu Hause aufnahm. Lilli-Oma fand sich gut in ihrem neuen Zuhause zurecht und half auch noch im Garten und im Haushalt mit. Sie wurde jedoch immer vergesslicher und bekam schließlich die Diagnose Alzheimer-Demenz. Sie fing an, die Nacht zum Tag zu machen, stöberte ruhelos in ihren Schubladen und räumte Kästen aus. Zureden und Erklärungen halfen nichts. Dieses Verhalten ist kein Einzelfall: Wenn ein Mensch sein seelisches und kognitives Chaos spürt, möchte er oft Ordnung schaffen und räumt – nicht nur symbolisch – gerne die Kästen um und aus. So schwer es den Angehörigen oft fällt, ist es dringend zu empfehlen, dem alten Menschen „seine Ordnung" zu lassen. Dieser Prozess des Ordnens hilft oft, das seelische Gleichgewicht wiederzufinden. Der hochbetagte Mensch versteht unsere Welt nicht mehr, nur seine Welt ist real. Und wir können ihn nicht mehr in unsere Realität zurückbringen. Die einzige Möglichkeit für ein friedvolles Miteinander ist es, seine Welt zu akzeptieren und den Kampf aufzugeben.

Verdrängte traumatische Erlebnisse finden oft im Alter an die Oberfläche.

Lilli-Oma war also in dieser Phase. Sie musste in ihrem Leben Ordnung schaffen. Also begann sie, in der Nacht in die Küche zu gehen und Geschirrtücher zu holen. Behutsam nahm sie diese in die Arme, setzte sich eine Weile auf die Bank, ging anschließend in den Garten, grub mit ihren Händen ein Loch, legte behutsam die Tücher in die Grube und bedeckte sie mit Erde. Erst dann ging sie wieder auf ihr Zimmer und legte sich ins Bett. Die Familie versuchte, die alte Dame von ihren nächtlichen Touren abzuhalten, und erklärte ihr, dass es nicht üblich sei, in der Nacht Geschirrtücher zu vergraben. Außerdem seien ihre Hände jetzt ganz erdig, das Bett ganz schmutzig und so weiter. Die Großmutter antwortete jedes Mal verzweifelt: „Aber sie weinen ja!“ Keiner konnte sich auf diese Aussage einen Reim machen. Achselzuckend führten sie das seltsame Verhalten der Frau auf die demenzielle Erkrankung zurück und versuchten, der Oma Einhalt zu gebieten. Doch die hochbetagte Frau ließ sich nicht abhalten und setzte ihre nächtlichen Grabarbeiten fort.

Martin erzählte mir diese Geschichte, denn er wollte von mir wissen, was der Grund dafür sein könnte. Wir machten uns also gemeinsam auf die Reise und versuchten, in der Biografie der Großmutter Hinweise zu finden. Schließlich stellte sich heraus, dass die Großmutter Kinder im Säuglingsalter verloren hatte. Und sofort machten auch die Aussagen der alten Frau Sinn. Sie hörte wohl ihre toten Kinder weinen. In den Zeiten des Kriegs und in den Nachkriegsjahren war für Abschied und Trauer oft kein Platz im Leben der Menschen. Mann und Frau mussten funktionieren. Oft hörten Mütter, die ihr Kind in der Schwangerschaft oder nach der Geburt verloren hatten, dass sie ja noch jung seien und noch viele Kinder gebären werden. Es galt, zu überleben und die Existenz neu aufzubauen. Endlich konnte diese alte weise Frau nun Abschied nehmen, indem sie jede Nacht ihre toten Kinder symbolisch mit den Geschirrtüchern begrub. Hätte Validation geholfen? Ich glaube, ja. Für die Angehörigen wäre das Verhalten möglicherweise leichter zu akzeptieren gewesen, wenn sie von den Prinzipien der Validation gehört hätten, die Großmutter durch Akzeptanz in ihrer Trauer zu begleiten.

> *Lilli-Oma nahm Abschied, indem sie ihre toten Kinder symbolisch begrub.*

IN DER PRAXIS

—— Wie hätte man der verzweifelten Lilli-Oma begegnen können? Eine Möglichkeit wäre gewesen, ihren Schmerz anzusprechen, wenn sie das „Grab" ausschaufelt: „So traurig?" oder: „So wichtig?" Wir können zum emotionalen Sprachrohr werden, wenn den Betroffenen kognitiv die Worte fehlen. Wir können ihnen vermitteln, dass es gut und wichtig ist, was sie tun, und vielleicht miteinander beten, wenn es stimmig ist und dem Glauben des Menschen entspricht. In ihrem Alter war auch bereits Lilli-Omas Hörsinn geschwächt und so hörte sie mit ihrem inneren Ohr ihre Sehnsucht und die Schreie ihrer toten Kinder. Auch vertraute Kinderlieder hätten Lilli-Oma vielleicht helfen können, ihre Muttergefühle wie auch ihre Trauer zu leben und endlich Abschied zu nehmen. Unser Leben lang sind wir versucht, schmerzhafte Gefühle zu unterdrücken. Dies ist jedoch ein enormer Kraftakt. Im Alter schwinden die Kräfte und dann kommt endlich die Zeit für diese Gefühle, die oft jahrzehntelang verschüttet waren.

VALIDATIONSPRINZIP

Wenn die fünf Sinne schwinden, stimulieren sich mangelhaft orientierte und desorientierte ältere Menschen selbst und benutzen ihre „inneren" Sinne. Sie sehen mit ihrem inneren Auge und hören Klänge aus der Vergangenheit.

—— Begründet ist dieses Prinzip auf der Theorie des Neurochirurgen Wilder Penfield, wonach „Menschen ihr Gehirn stimulieren können, um lebhafte visuelle, auditive und kinästhetische Erinnerungen zurückzuholen." Dieses Phänomen zeigt sich bei Walter, der sich wünscht, dass seine Schwester, die in seiner Kindheit seine einzige Vertraute war, zum Fenster hereinkommt. Und auch Gusti möchte am Ende ihres Lebens Abschied von ihrem ersten Mann nehmen, ihm ihre Entscheidung erklären und Frieden schließen. Die Weisheit des alten Menschen sehe ich auch bei Lilli-Oma, die ihre Kinder schreien hört, sich um sie kümmern und sie zu Grabe tragen möchte.

In der Geschichte von Lilli-Oma können wir die Geschirrtücher, die die Großmutter jede Nacht verwendete, als Symbol identifizieren. Sie versinnbildlichten vielleicht ihre verstorbenen Kinder, die sie nicht begraben konnte oder zumindest nicht so, wie sie es wollte. Das kann so sein, muss aber nicht. Vor allzu engen Interpretationen sollten wir uns hüten. Oft erkennen wir die Bedeutung nicht, die hinter den Platzhaltern aus der Vergangenheit steht. Wesentlich im Umgang mit der alten Frau wäre gewesen, die Geschirrtücher als etwas Wichtiges zu erkennen und im Sinne der Validation für gültig zu erklären.

DIE BOTSCHAFT DER WEISHEIT

Unser ganzes Leben besteht aus Abschiednehmen. Nicht immer gelingt es uns, die dabei entstehenden, oft schwierigen Gefühle zu bewältigen. Um den Schmerz über Trennung oder Tod zu verarbeiten, müssen wir uns mit dem traurigen Verlust auseinandersetzen. Den Schmerz bewusst zu fühlen, die vielen Tränen zu weinen oder auch die qualvollen Emotionen hinauszuschreien, können heilsame Strategien sein, um gewollte und ungewollte Abschiede zu verarbeiten und in unser Leben zu integrieren.

Wenn der Schmerz zu groß und zu bedrohlich ist, kann uns Hilfe von außen unterstützen. Auch Rituale können dabei helfen: Briefe schreiben und nicht abschicken, Meditation, kontemplatives Gehen – all das kann den Heilungsprozess fördern und diese Wunden schließen. Abschiede und Trennungen können auch wie eine Häutung sein. Oft muss erst das Alte abgeschlossen werden, damit Neues entstehen kann. Wir sind dankbar für die vergangene Zeit und können wieder neugierig in die Zukunft schauen.

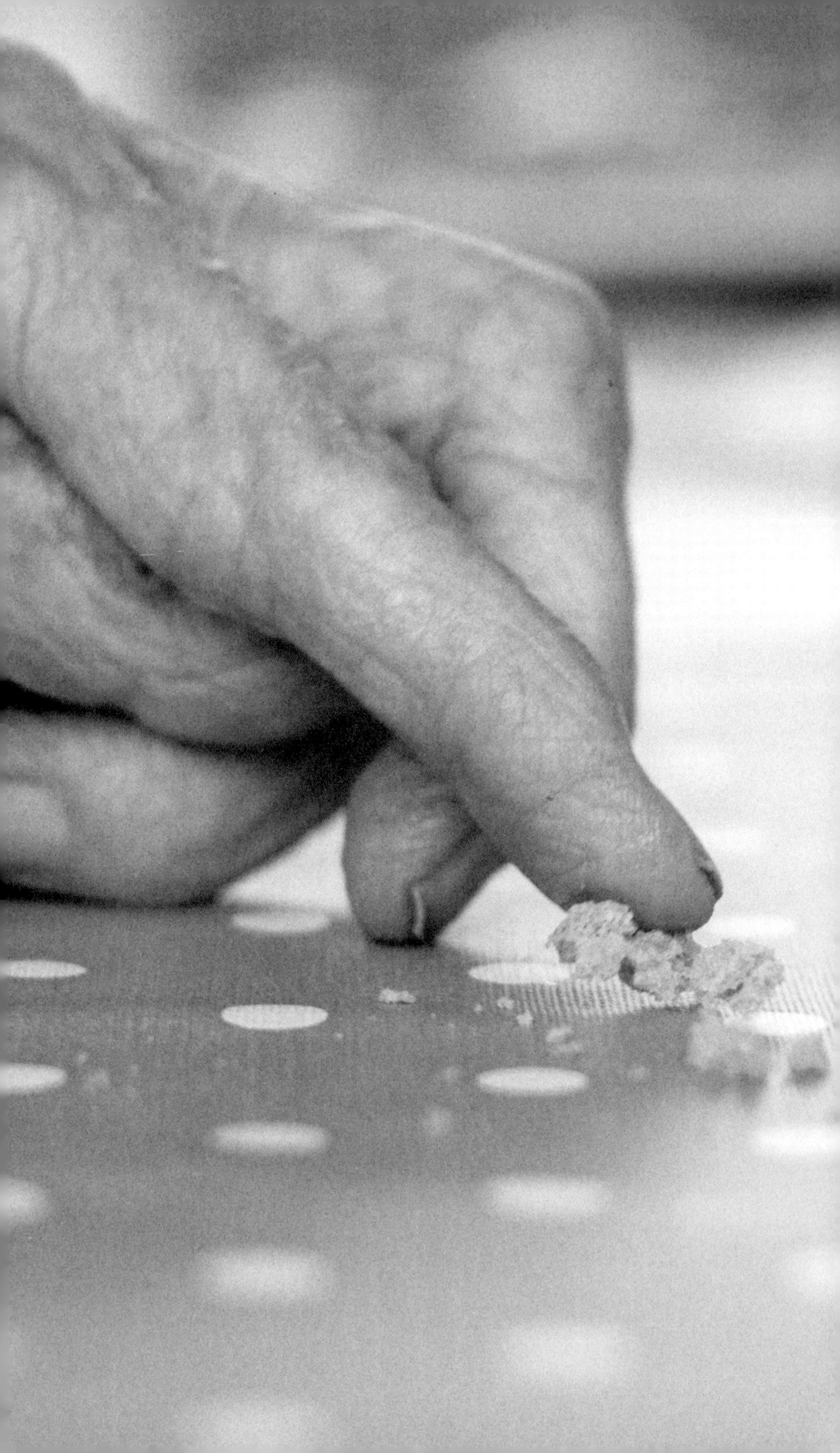

Versöhnung und Vergebung

Versöhnung und Vergebung sind die heilsame und erlösende Antwort auf quälende Seelenzustände von Wut, Ablehnung, Aggression, Hass und Verbitterung, die das eigene Leben regelrecht vergiften. Wenn diese inneren Qualen im letzten Lebensabschnitt aufgelöst werden können, öffnet sich eine innere Gefängnistür, die den hochbetagten Menschen seinen Frieden finden lässt. Manchmal ist eine Aussöhnung jedoch erst mit dem letzten Atemzug möglich.

Demenz, so schreibt der Gerontologe Reimer Gronemeyer, kann eine Befreiung aus einem moralischen Korsett sein, in das Menschen durch die Gesellschaft, die Zeitgeschichte oder die Religion hineingepresst wurden. Demenz kann aber auch eine Chance auf Vergebung und Versöhnung sein. Immer wieder höre ich von Angehörigen, dass sich ihre Eltern, Partnerinnen oder Partner, die all die Jahre nie Zärtlichkeiten zeigen konnten, im hohen Alter zu liebesbedürftigen und sanften Menschen wandeln.

Demenz kann eine Befreiung aus einem moralischen Korsett sein.

In einem meiner ersten Angehörigenkurse saßen zwei ältere Frauen, an die 80 Jahre alt, die zu Hause ihre Ehemänner pflegten, die an einer Alzheimer-Demenz erkrankt waren. Im Laufe des Kurses erzählte eine der beiden Frauen aufgebracht über ihren Mann, den sie nicht wiedererkenne. In all den Ehejahren hatte er sie nie mit dem Vornamen angesprochen, sondern gab ihr in einem Dienstherrenjargon nur knappe Befehle: „Bring das, mach das!" Wenn er von der Arbeit nach Hause kam, zog er stets als Erstes den Stecker des Radios aus der Steckdose. „Bei der Arbeit braucht man keine Musik zu hören, das ist Geldverschwendung!" Und jetzt, empörte sie sich, laufe er ihr auf Schritt und Tritt nach, möchte sie umarmen und küssen und nennt sie zärtlich „Bärli". Die andere Frau hörte ihr aufmerksam zu und sagte dann trocken: „Ich glaube, unsere Männer sind Brüder, meiner ist genauso!"

Raus aus dem starren Korsett und rein in die Gefühlswelt. Wie kann diese Frau den jahrelang als kalt erlebten Umgang ihres Ehegatten mit ihr vergeben und verzeihen? In so einer Situation kann es hilfreich sein, die Ursache des Verhaltens aus der Zeitgeschichte heraus zu betrachten. In der Kriegszeit durften Männer keine Gefühle zeigen, sondern mussten stark und emotionslos sein. Das wurde ihnen oft brutal und nachhaltig eingebläut, im wahrsten Sinn des Wortes. Die Veränderung im hohen Alter führt häufig dazu, dass Schranken fallen und die Emotionen hervorsprudeln. So lassen alte Menschen plötzlich Zärtlichkeiten zu oder fordern sie von ihrem Gegenüber ein. Nie gelebte Sehnsüchte nach Liebe und seelischer Wärme wollen erfüllt werden. Sie sind auch eine Chance auf Versöhnung, die ohne eine demenzielle Veränderung vielleicht nicht stattfinden würde. Für die Frau aus meinem Kurs war dies eine mögliche Erklärung für die scheinbare Gefühlskälte, die sie in all ihren Ehejahren erlebte. Zu wissen, dass ihr Mann als Kind seiner Zeit und Sohn autoritärer Eltern geprägt wurde, konnte ihr helfen, ihn anders zu sehen und ihm auch zu vergeben. Zumindest auf einer kognitiven Ebene.

Es kann eine Chance sein, sich mit hochbetagten Angehörigen, die sich von dieser Wirklichkeit verabschieden, in einer anderen Wirklichkeit, nämlich auf einer emotionalen Ebene, wo Gedanken durch Gefühle ersetzt werden, zu treffen. Die folgende Geschichte erzählt von Hermi, einer Pflegeheimbewohnerin, die ich in ihrer Sterbephase begleiten durfte und die ihr Band mit dieser Welt lange nicht lösen konnte.

14 000 Kilometer weit weg

Oft vergleichen Pflegepersonen einen tagelang dauernden Sterbeprozess als ein „Ringen mit dem Tod". Es wirkt häufig so, dass der Mensch noch etwas zu erledigen hat oder noch auf jemanden wartet. Manchmal kann sich ein Mensch erst in Ruhe und Frieden vom Leben verabschieden, wenn er sich versöhnt oder wenn etwas verziehen wird. So auch bei Hermi. Ihr Sohn, von dem wir annahmen, dass er ihr einziges Kind war, wich nicht von ihrer Seite. Er lauschte ihrem Atem, hielt ihre Hand und nahm auch das Angebot an, in der Nacht bei ihr zu bleiben. Wir erwarteten, dass jeder Tag ihr letzter sein würde. Doch immer wieder schien sie ihre Kräfte zu bündeln und zu kämpfen. Als ihr Sohn einmal für kurze Zeit das Zimmer verließ, fragte ich ihn, ob er glaube, dass seine Mutter noch etwas zu erledigen habe. Er bejahte und erzählte mir die Geschichte seiner Mutter. Hermi war das älteste Kind einer kinderreichen, eher ärmlichen Familie. Als ihre Mutter starb, übernahm sie als 14-Jährige die Verantwortung in der Familie. Sie managte den Haushalt und war für ihre Geschwister ein Mutterersatz. Hermi entwickelte sich zu einer starken Frau und war stolz, als sie einen Mann mit großem Bauernhof heiratete. Die Schwiegermutter war ihr nicht besonders wohlwollend gesinnt, doch Hermi ordnete sich unter. Zwei Söhne wurden kurz hintereinander geboren: Robert und Peter. Von Anfang an war es für Hermi und ihren Gatten klar gewesen, dass der älteste einmal den Hof übernehmen würde. Doch das Leben entwickelte sich in eine andere Richtung als geplant. Robert wollte nicht im Dorf bleiben und Landwirt werden. Ihn zog es in die Welt hinaus und da er wusste, dass er nicht den elterlichen Segen bekommen würde, verschwand er heimlich und wanderte nach Australien aus. Er versuchte, in Kontakt mit seinen Eltern zu bleiben, doch die Enttäuschung, die Trauer und auch die Wut der Eltern waren so heftig, dass Robert aus dem elterlichen Leben hinauskatapultiert wurde. Peter übernahm den Bauernhof, doch Ruhe und Frieden kehrten nie in das Herz der Mutter ein. Der Name Robert durfte im Haus nicht mehr ausgesprochen werden und auch Peter wurde es verboten, Versöhnungsversuche zwischen seinem Bruder und seiner Mutter zu unternehmen. Als der Vater starb, durfte Robert nicht zum Begräbnis kommen. Peter besuchte seinen Bruder einige Male in Australien, ohne das Wissen seiner Mutter. Er täuschte dann immer eine andere Reise vor. Doch war er sich sicher, dass seine Mutter tief im Inneren sehr wohl von seinen Besuchen in Australien wusste. Für sie war der Älteste der „verlorene Sohn“. All die Jahre verdrängte sie den Schmerz, denn er war zu groß. Und jetzt lag sie im Sterben und Robert war

14 000 Kilometer entfernt. „Rufen Sie Ihren Bruder an", riet ich dem Sohn. Und er tat es. Ich stand still abseits vom Bett der Bewohnerin, als diese Versöhnung nach dreißig Jahren stattfinden konnte. Peter legte das Handy ans Ohr der Mutter. Dreißig Minuten lang dauerte das Gespräch. Die meiste Zeit sprach Robert. Ich weiß nicht, was der Sohn seiner Mutter erzählte. Vermutlich von seinem Leben, das er sich in diesen dreißig Jahren in Australien aufgebaut hatte. Von seiner Familie, seinem Beruf. Und vielleicht bat er seine Mutter an ihrem Sterbebett um Verzeihung. Für die Tränen, die Ängste, die schlaflosen Nächte, die Wut und all die Fragen, die unbeantwortet geblieben waren. In Hermis Gesicht konnte ich keine Reaktion ablesen, auch die Atmung blieb gleich. Dreißig Minuten für dreißig Jahre. Noch am selben Abend verabschiedete sich Hermi endgültig von dieser Welt. Die Versöhnung mit ihrem Sohn machte es Hermi wohl endlich möglich, in Frieden zu sterben.

VALIDATIONSPRINZIP

Das Verhalten von mangelhaft orientierten oder desorientierten sehr alten Menschen kann auf das Bedürfnis zurückgeführt werden, in Frieden sterben zu wollen.

—— Oft sind Angehörige und Betreuungspersonal mit dem veränderten Benehmen überfordert. Sie können die Ursache nicht verstehen.

In diesem letzten Lebensabschnitt ist ehrliche Präsenz der begleitenden Person sehr wichtig. Worte sind oft zu viel, meist reicht es, der Stille Raum zu geben und einfach da zu sein. Mit jedem Atemzug können wir gute Gedanken und Wünsche mit auf den letzten Weg geben. Wir können die Hand anbieten, aber wir sollen die des Sterbenden nicht festhalten. Und wir sollten stets achtsam sein, was wir neben Sterbenden sagen, denn der Gehörsinn stirbt als einer der letzten Sinne. Selbst wenn der Sterbende mit seiner Mimik nicht mehr reagieren kann, kann er uns noch hören.

Nie vergesse ich die Schilderung einer jungen Schülerin, die ihr erstes Praktikum in einem Seniorenheim absolvierte und von einer Kollegin gefragt wurde, ob sie die körperlichen Veränderungen bei einem Sterbenden schon einmal gesehen hätte. Als die junge Frau verneinte, nahm die Kollegin sie mit an das Sterbebett einer sehr alten Frau und zeigte der Schülerin die beginnenden Hautverfärbungen und die veränderte Atmung. In Anwesenheit der Sterbenden teilte die Pflegerin der Praktikantin mit, dass der Tod wohl in den nächsten Stunden eintreten werde. Als die beiden das Zimmer der alten Frau verließen, drehte sich das Mädchen noch einmal zur Sterbenden um und sah, dass ihr Tränen über die Wangen liefen. Der Gehörsinn bleibt sehr lange intakt. Die Frau hatte die unsensiblen Erläuterungen und die Ankündigung ihres kurz bevorstehenden Todes mitanhören müssen.

Auch die Begegnung mit der Ordensschwester Gundula zeigt, dass oft erst am Ende des Lebens, quasi mit dem letzten Atemzug, eine Aussöhnung möglich wird.

Franziska wird zur Schwester Gundula

Schwester Gundula lebte mit einigen Mitschwestern in einem Ordenshaus, in dem auch eine Privatschule untergebracht war. Schon an die 80 Jahre, half sie noch in der Küche aus, bereitete Jausenbrote für die Schülerinnen und Schüler zu und war auch des Öfteren für die Gangaufsicht zuständig. Sie galt als streng, die Kinder fürchteten sie, vor allem die Mädchen. Als ihre demenzielle Veränderung begann, verschlimmerte sich diese Angst der Mädchen, denn jeden Morgen stand Schwester Gundula am Eingang der Schule und überprüfte die Kleidung der Mädchen. Der Rock- oder Kleidersaum durfte nur eine Handbreit über dem Knie enden. Als Lineal diente die Hand der Schwester und die Handkante war die Grenze des Erlaubten. Entsprach die Kleidung nicht Schwester Gundulas Norm, durfte das jeweilige Mädchen die Schule nicht betreten. Natürlich versuchten die Schülerinnen, den Rock oder das Kleid hinunterzuziehen. Doch dem geschulten Auge der Ordensschwester entging kein Zentimeter. Aufgrund ihrer fortschreitenden Desorientierung wurde Schwester Gundula bald neurologisch untersucht und die Diagnose lautete „Verdacht auf Morbus Alzheimer“.

Anfangs wollten die Mitschwestern, dass Gundula in ihrem gewohnten Umfeld weiterlebte. Doch ihr Verhalten veränderte sich rapide. Immer öfter ging sie in der Nacht in die Kapelle, nahm die Jesusstatue, streichelte sie zärtlich und legte sie zu sich ins Bett, als ob sie ihr Kind wäre. Irgendwann waren die Mitschwestern mit der Betreuung überfordert und Gundula kam in ein Seniorenheim. Ihre Veränderung schritt fort, oft saß sie stundenlang nackt, wie Gott sie schuf, in der Kapelle und murmelte für andere Unverständliches vor sich hin. Als sie bettlägerig war, mit geschlossenen Augen im Bett lag und keinen Kontakt mehr mit ihrer Außenwelt hatte, besuchte eine Validationsanwenderin, die in diesem Seniorenheim arbeitete, sie regelmäßig. Verbale Kommunikation ist in dieser Phase der Aufarbeitung meist nicht mehr möglich. Stattdessen übernimmt man die Atmung und die Körperhaltung des alten Menschen, um in Kontakt zu kommen. Kurze, aber regelmäßige Begegnungen, über den ganzen Tag verteilt, können dann ein Band zwischen den beiden Menschen knüpfen, die sich in unterschiedlichen Dimensionen befinden. Immer wieder reflektierte die Validationsanwenderin ihr Tun und versuchte, Schwester Gundula in ihrer Welt zu erreichen. Sie wusste, dass Gundula eine Ordensschwester war. Also holte sie deren Ordensschleier, legte ihn Schwester Gundula auf

Oft wird erst am Ende des Lebens, quasi mit dem letzten Atemzug, eine Aussöhnung möglich.

die Brust und betete mit ihr ein Vaterunser. Außerdem erforschte sie ein wenig die Lebensgeschichte der Ordensschwester, die naturgemäß von der Zeitgeschichte geprägt war. Gundula wurde als Franziska in eine, wie es damals nicht selten war, kinderreiche, gläubige Familie hineingeboren. Mit zwei Jahren erkrankte sie lebensbedrohlich und in ihrer Verzweiflung gab die Mutter ein religiöses Versprechen ab. Sollte Franziska wieder gesund werden, sollte sie in ein Kloster eintreten. So wurde Franziska praktisch schon als Kind Gott versprochen. Und so geschah es dann auch: Franziska wurde gesund und trat im jungen Erwachsenenalter in den Orden ein. Sie wurde Schwester Gundula. Ob sie mit dieser Entscheidung glücklich war, wissen wir nicht. Doch es ist naheliegend, dass dieser Entschluss nicht ganz freiwillig gefasst worden war. Ihre nie gelebte Sexualität und die Tatsache, nie Ehefrau und Mutter gewesen zu sein, zeigte sich schon am Beginn der Desorientierung. Die Nonne erklärte sich zur Hüterin der Moral und kontrollierte penibel die Kleidung der jungen Mädchen. Man darf dieses Verhalten wohl als Zeichen für die eigenen verdrängten weiblichen Gefühle deuten. Dass die desorientierte Nonne schließlich immer wieder nackt in der Kapelle des Seniorenheimes saß, zeigt den Zeitpunkt, an dem die Schranken fielen. Das Liebkosen der Jesusfigur könnte man vielleicht als die tiefe Sehnsucht deuten, Mutter zu sein, was der Frau verwehrt geblieben war.

Monatelang blieb der Zustand der Ordensfrau unverändert. Ihr Gesicht war ebenmäßig wie das einer aus Marmor gemeißelten Statue. Unbeweglich und ruhig atmend lag sie tagaus, tagein in ihrem Bett. Manuela, die Validationsanwendern, besuchte sie regelmäßig. Dabei legte die Mitarbeiterin immer den Schleier, den die Schwester über sechzig Jahre getragen hatte, auf Gundulas Brust. Dann betete sie ein Vaterunser. Eines Tages fragte sie beim Schlusssatz „Denn auch wir vergeben unseren Schuldigern" die alte Ordensschwester: „Franziska, hast auch du jemandem zu vergeben?" Die Antwort war ein langer Atemzug, der tief aus ihrem Inneren kam.

Manuela legte vorsichtig ihre Hand auf die Wange der alten Frau und es schien ihr, als ob die Ordensfrau sich in die Hand hineinlegte, wie es Kinder tun, wenn sie sich in die schützende Umarmung ihrer Mutter vergraben möchten.

Als besonders berührend erlebte ich die Begegnung mit Veronika, die nach über fünfzig Jahren auf einen Anruf ihres ehemaligen Geliebten wartete, um ihm zu verzeihen.

Veronikas Schlangenleder-Telefonbuch

Eine zierliche alte Dame, an die 90 Jahre alt, erwartete mich in ihrem Zimmer in einem Seniorenheim. Das Pflegepersonal, das ich über mehrere Monate regelmäßig in Validation geschult hatte, hatte mich gebeten, mir ein Bild von dieser Bewohnerin zu machen, denn ihr Verhalten gab ihnen ein Rätsel auf. So gewöhnte ich es mir an, jedes Mal, wenn ich im Haus war, zuerst Veronika zu begrüßen und mit ihr ein wenig zu plaudern. Dabei wandte ich biografische Fragen und auch Techniken der Validation an. Veronika war sehr auf ihr Äußeres bedacht, hatte Angst, zu dick zu sein, und ging regelmäßig zur Maniküre und zum Friseur. Sie war ihr Leben lang Beamtin gewesen, nie verheiratet und hatte auch keine Kinder. Besuch bekam sie regelmäßig von einer Nichte, die sich sehr liebevoll um sie kümmerte. Anfangs war Veronika mir gegenüber sehr misstrauisch, denn sie wusste nicht, was ich von ihr wollte. In dieser ersten Phase im Stadium der Aufarbeitung geht es primär um Kontrolle. Diese Menschen haben meist Angst, die Kontrolle über ihr Leben zu verlieren und dadurch in Abhängigkeiten zu geraten. Ich setzte mich ihr mit einem Abstand von rund einer Armlänge schräg gegenüber, nachdem sie mir einen Platz angeboten hatte. Da in dieser Lebensphase Autoritäten eine besondere Rolle spielen, stellte ich mich mit meinem

Nachnamen und als Lehrerin des Hauses vor. Diese „Kleinigkeiten“ können oft Großes bewirken. Mit der Zeit zeigte sie ein Lächeln, wenn ich ihr Zimmer betrat, sie begann, mir zu vertrauen. Und dann sah ich es, Veronikas Rätsel, das mir das Pflegepersonal bereits angekündigt hatte: ein altes Telefonbuch, das mit grünem, abgegriffenem Schlangenlederimitat eingebunden war. Dieses Telefonbuch nahm sie überall mit hin. Wenn sie das Zimmer verließ, lag es in ihrem Rollator, und wenn sie sich niederlegte, unter ihrem Kopfkissen. Auf die Frage des Pflegepersonals, warum dieses Telefonbuch so wichtig sei, gab sie nur ausweichende Antworten. Der Aufforderung, es in das Nachtkästchen zu geben, kam sie nicht nach.

Das Telefonbuch repräsentierte wichtige Gefühle und Erinnerungen an den Geliebten.

Was verbarg sich nun hinter oder in diesem geheimnisvollen Telefonbuch? Eines Tages, ich saß ihr schräg gegenüber, fiel mein Blick also auf dieses antike Adressbuch, das beim Pflegepersonal so viel Neugierde hervorrief. Schmunzelnd fragte sie mich: „Wollen Sie wissen, was da drinsteht?“ Ich bejahte und sie begann schließlich, mir ihre Lebensgeschichte zu erzählen. Veronika war ein Kind der Stadt gewesen. Sie verpasste keine Veranstaltung, jedes Jahr fieberte sie dem Jahrmarkt entgegen, der das Hauptevent der Stadt war, in der sie wohnte. Mit kindlichem Leuchten in ihren Augen erzählte sie vom Ringelspiel und vom Autodrom, ihrer Angst in der Geisterbahn und dass sie sich aus der Hand hatte lesen lassen. Zuckerwatte und türkischer Honig gehörten natürlich auch dazu. Als sie 18 Jahre alt war und mit ihrer besten Freundin wieder mal den Jahrmarkt besuchte, bemerkte sie, dass ein attraktiver Mann sie beobachtete und anlächelte. Es dauerte nicht lange und er sprach sie an. Ernst, so erzählte sie mir, hieß er. Er war um einiges älter als sie, aber genau das faszinierte sie. Bankangestellter und lebenserfahren, so beschrieb Veronika mir ihren Ernst.

Sie verliebten sich und begannen eine Affäre, denn der Mann war verheiratet. Immer wieder beteuerte er, dass er nur sie liebe und er keine Gemeinsamkeiten mit seiner Ehefrau habe. Sie glaubte ihm. Zu ihrem ersten Jahrestag schenkte er ihr dieses in grünes Schlangenlederimitat eingebundene Telefonbuch. Seine Nummer stand als einzige in diesem Büchlein. „Damit du mich nie vergisst!", meinte er scherzhaft. All die Jahre ihrer Beziehung hoffte sie, dass er sich scheiden lassen und sich für sie entscheiden würde. Doch im Lauf der Jahre fand er immer mehr Ausreden und allerhand Beschwichtigungen folgten. Der alljährliche Jahrmarkt war zu ihrem gemeinsamen Fixpunkt geworden, denn dort hatte ja alles begonnen. Und wieder einmal war es so weit. Dieses Mal musste Ernst jedoch absagen. Er war krank geworden und nahm Veronika das Versprechen ab, ohne ihn nicht hinzugehen. Doch ihre Freundin überredete sie, den Jahrmarkt nur kurz zu besuchen, um türkischen Honig zu kaufen. Und da sah sie ihn: ihren Ernst mit einer jungen Frau an seiner Seite, verliebte Blicke und zwei Kinder in ihrer Mitte. Von Kindern hatte er ihr nie etwas erzählt. Und die vertrauten Blicke, die sich Ernst und die Frau zuwarfen, zeugten von einer innigen Beziehung. Veronika brach daraufhin jeglichen Kontakt zu ihm ab und zerriss die Fotos und die Liebesbriefe, die er ihr geschrieben hatte. Nur das grüne Adressbuch blieb. Von ihm konnte sie sich nicht trennen.

„Wissen Sie, irgendwann werde ich ihn anrufen und ihm sagen, dass ich ihm verziehen habe. Seine Telefonnummer weiß ich auswendig, aber wenn ich alt und vergesslich bin, habe ich sie hier drinstehen", sagte die fast 90-jährige Veronika und lächelte weise. Ich habe dieses Geheimnis damals niemandem weitererzählt. Auf die Frage des Pflegepersonals, welche Bedeutung dieses abgegriffene alte Buch habe, sagte ich nur: „Eine sehr emotionale." Veronika hatte ihrem Ernst schon vergeben, die Erinnerung an ihn war in diesem Telefonbuch verewigt. Ein Teil von ihr hoffte wohl noch auf eine Versöhnung mit ihm, und wenn es so weit sein würde, hatte sie in jedem Fall seine Telefonnummer.

Der Ordensschleier kann als Symbol für Gundulas Glauben und ihr Leben als Ordensfrau betrachtet werden. Auch wenn es nicht ihr eigener Entschluss gewesen sein mag, so war ihr Schleier doch ein Lebensbegleiter, der ein äußeres Zeichen der Zugehörigkeit zu ihrer Religion, der Klostergemeinschaft und zu Gott darstellte. Wichtig ist es, dass wir Symbole als solche wahrnehmen und akzeptieren. Veronikas altes Telefonbuch kann als Symbol für ihre Liebe und gemeinsame Zeit mit Ernst verstanden werden. Überallhin nahm sie dieses Büchlein mit, es repräsentierte wichtige Emotionen und wohl auch erinnerungswürdige Momente mit ihrem Geliebten.

IN DER PRAXIS

—— Diese drei Geschichten spielen am Ende des Lebens. Die verbale Kommunikation schwindet in diesem Stadium meist, kognitive Fragen bleiben oft unbeantwortet. Gerade in dieser Phase ist es besonders wichtig, sich einer wertschätzenden Grundhaltung zu vergewissern und den Betroffenen damit einen würdevollen Abschied zu ermöglichen. Das bedeutet, empathisch auf das Verhalten zu reagieren, sich in das Gegenüber hineinzuspüren und dessen Bedürfnisse und Emotionen zu sehen, den alten Menschen auch in diesem Lebensprozess zu akzeptieren und nicht zu versuchen, etwas zu ändern. Zu dieser Grundhaltung gehört es auch, selbst authentisch zu bleiben. Mehr denn je spürt der Mensch, der dabei ist, diese Welt zu verlassen, wenn wir etwas vorgeben, das wir nicht empfinden.

Die Techniken, die in dieser Phase angewendet werden können, bewegen sich auf einer nonverbalen Kommunikationsebene. Verankerte Berührungen, wie sie im Abschnitt „Alltagserprobte Techniken für Phase 4“ (siehe S. 72) beschrieben werden, dazu ein passendes Lied, zum Beispiel ein Schlaflied oder ein Gebet, können uns in diesem Lebensabschnitt unterstützen, mit dem alten Menschen in Kontakt zu treten. Auch Stille und gemeinsames Schweigen können eine Brücke in die Innenwelt des Gegenübers sein.

Verzeihen, versöhnen und vergeben haben eines gemeinsam: Sie sind Instrumente der Selbstheilung. Frieden mit einem anderen Menschen, aber auch mit sich selbst zu schließen, gehört zu den heilsamsten Prozessen, die Menschen vollziehen können. Die Geschichten und Lebenserfahrungen von Hermi und Franziska zeigen uns, dass es am Lebensende nicht mehr aufschiebbar ist, dem anderen symbolisch die Hand zur Versöhnung zu reichen und auch sich selbst zu vergeben. Wunden, die in der Vergangenheit nie verheilt sind, fordern spätestens am Sterbebett ihren Tribut.

Wir sehnen uns alle nach innerem Frieden. Dies setzt jedoch stets Versöhnung voraus. Eine buddhistische Weisheit besagt: „An der Wut festzuhalten ist wie Gift zu trinken und zu hoffen, dass der andere stirbt." Das bringt zum Ausdruck, wie zerstörerisch es sein kann, wenn wir nicht vergeben können. Wenn wir Wut, Verletzung und Enttäuschung in uns vergraben und nicht dafür sorgen, dass Schmerz und Leid verarbeitet werden. Der amerikanische Psychologe Robert Enright definiert Vergebung als den „Schlüssel, mit dem Sie die Gefängnistür öffnen, sodass Sie aus dieser Zelle heraustreten können". Wir sind oft gefangen in Konflikten, die uns in unserem Leben behindern. Oft besinnen wir uns erst, wenn wir krank werden oder der Tod vor der Tür steht, darauf, Frieden zu finden.

Vergebung hat stets dreierlei Aspekte. Erstens andere um Verzeihung bitten, wenn wir selbst Dinge getan haben, die andere verletzt haben. Zweitens denjenigen zu vergeben, die uns verletzt haben, und drittens uns selbst zu vergeben. Alle drei Aspekte können als lebenslanger Prozess zu einer grundsätzlichen Haltung werden, die uns hilft, ein friedliches und zufriedenes Leben zu führen und schließlich auch friedlich sterben zu können.

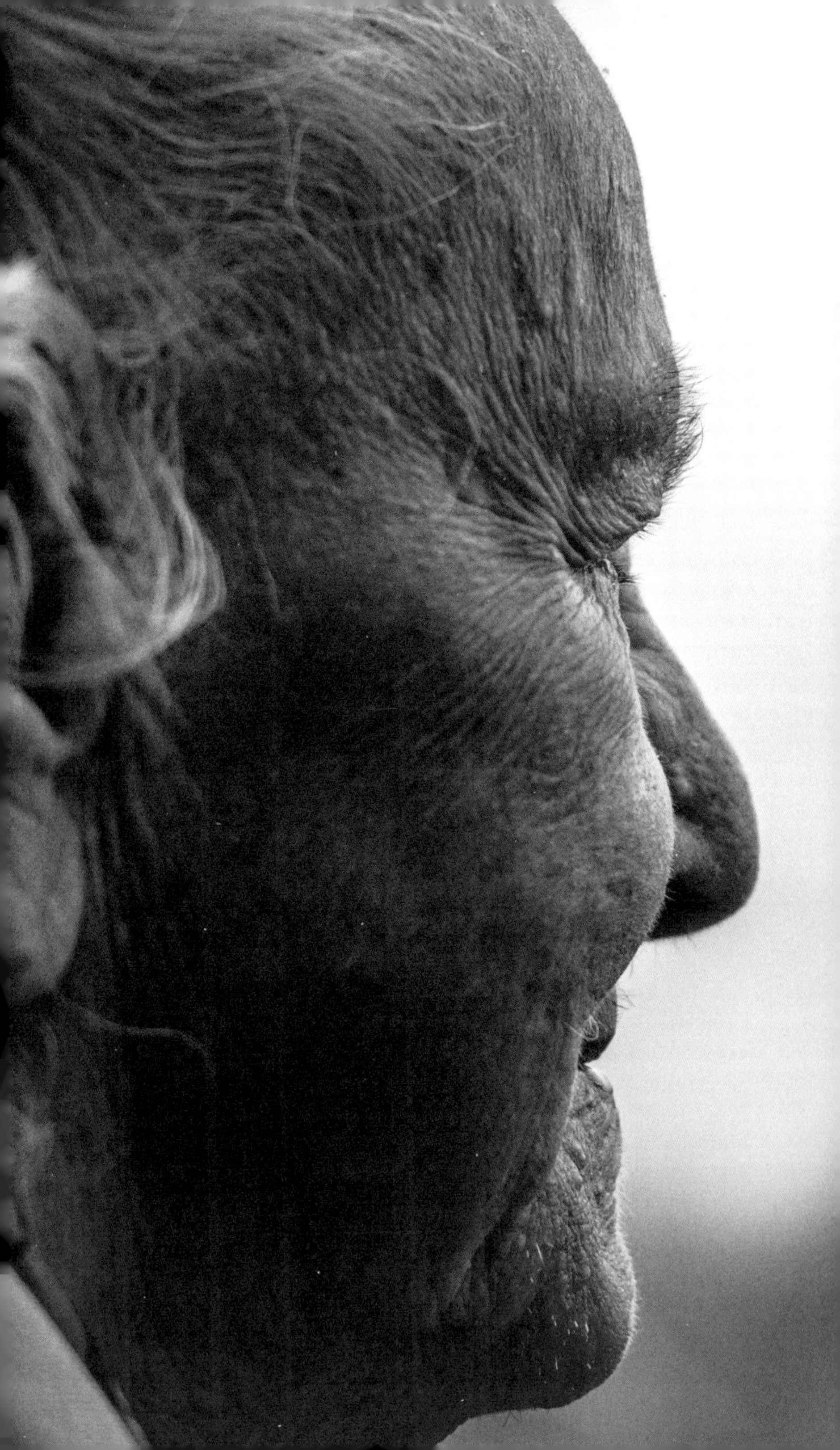

Ausblick in die Zukunft

Um die gesellschaftlichen, sozialen und pflegerischen Herausforderungen von Menschen mit Demenz in Zukunft bewältigen zu können, müssen wir uns gestatten, groß zu denken. Wir brauchen mutige Visionen, um hier eine neue Richtung einzuschlagen. Generationenübergreifende Projekte, multikulturelle Kompetenzen, kreative und einfühlsame Therapiekonzepte sowie die radikale Verbesserung der Arbeits- und Ausbildungsbedingungen von Pflegekräften sind Grundvoraussetzung dafür.

Der Begriff Demenz ist aus der Diagnostik nicht wegzudenken. „Demenz" heißt wörtlich übersetzt „weg vom Geist". Das beschreibt aber nur eine Seite der betroffenen Menschen. Ich möchte am Ende dieses Buches dazu einladen, sich diesen Veränderungen mithilfe eines neuen Begriffs zuzuwenden: „Ad-Cor", also „hin zum Herzen". Versuchen wir für einen Moment, die starren Einstufungen, Beschreibungen und Evaluierungen der Betroffenen, die sich allesamt vorrangig an kognitiven Kompetenzen orientieren, aufzuweichen und uns hin zu mehr Menschlichkeit und Herzenswärme zu bewegen. Begleiten Sie mich in die Zukunft, zu „Ad-Cor", wo ich mir meinen Lebensabend vorstellen kann. Märchen beginnen mit: „Es war einmal". Meine Version beginnt mit: „Es wird einmal sein". Ich stelle mir die Frage: Wie möchte ich selbst leben, wenn ich auf Hilfe angewiesen bin?

Ich male gern gute Bilder von der Zukunft. Zum einen, um mich selbst zu ermutigen und um meine Visionen und Wunschvorstellungen mit Energie zu füllen. Zum anderen, weil ich um die mächtige Schöpferkraft der Fantasie weiß, ganz nach dem Motto: „Alle haben gesagt, das geht nicht. Dann kam einer, der wusste das nicht und hat's gemacht." Und so wage ich einen visionären Blick in eine Zukunft, vor der ich mich nicht fürchten muss, selbst wenn auch ich einmal dement werden sollte.

Meine ganz persönliche Zukunftsvision

Irgendwann wird es vielleicht so weit sein, dass bei mir erste Anzeichen einer Demenz sichtbar werden und auch ich nicht mehr allein leben kann. Dann finde ich meinen letzten Platz in der Lebensoase „Ad-Cor". Mein Finale spielt im Grünland. Die Häuser, die in einem Kreis angeordnet sind, sind Wohngemeinschaften. In der Mitte dieser ebenerdigen Wohngemeinschaften befindet sich ein riesiger Park mit hohen, alten Bäumen und dichten Sträuchern. Neben einer imposanten Eiche steht eine große Tafel, auf der eines der Validationsprinzipien von Naomi Feil verewigt ist. Es ist eine Art Menschenrechtserklärung. Das Prinzip besagt, dass das Verhalten von mangelhaft orientierten oder desorientierten, sehr alten Menschen in der Erfüllung menschlicher Grundbedürfnisse begründet sein kann. Folgendes ist auf der Tafel zu lesen.

ALLE MENSCHEN HABEN DAS RECHT ...

- Alle Menschen haben das Recht, ihr seelisches Gleichgewicht wiederherzustellen, wenn das Augenlicht, das Gehör, die Mobilität und das Gedächtnis schwinden.
- Alle Menschen haben das Recht, auch einer unerträglichen Realität Sinn zu geben, einen Platz zu finden, wo sie sich wohlfühlen und wo Beziehungen familiär sind.
- Alle Menschen haben das Recht auf Anerkennung, Status, Identität und Selbstwert.
- Alle Menschen haben das Recht, gebraucht und respektiert zu werden.
- Alle Menschen haben das Recht, ihre Gefühle auszudrücken und gehört zu werden.
- Alle Menschen haben das Recht, sich geliebt und geborgen zu fühlen.
- Alle Menschen haben das Recht, ihre Sehnsucht nach menschlichem Kontakt zu erfüllen.
- Alle Menschen haben das Recht, umsorgt zu werden, sich sicher und geborgen zu fühlen und nicht fixiert oder festgehalten zu werden.
- Alle Menschen haben das Recht auf sensorische, taktile, visuelle, auditive, olfaktorische, gustatorische Stimulation und auch auf sexuelle Ausdrucksmöglichkeiten.
- Alle Menschen haben ein Recht darauf, dass ihre Schmerzen und Unannehmlichkeiten reduziert werden.
- Alle Menschen haben das Recht, unerledigte Aufgaben zu erledigen, um in Frieden leben können.
- Alle Menschen haben das Recht, unerledigte Aufgaben zu erledigen, um in Frieden sterben können.

Ich habe meine berufliche Identität als Validationslehrerin noch gut in Erinnerung und freue mich, dass an diesem Ort ein respektvoller und würdevoller Umgang mit alten Menschen offensichtlich tief im gelebten Leitbild verankert ist. Die Bänke neben dieser Tafel laden mich dazu ein, zu rasten und den Wolken beim Vorbeiziehen zuzuschauen. Auch die Katzen, die in der Sonne baden oder Vögeln auflauern, kann ich stundenlang beobachten. Ich habe Zeit. Meinen Tagesablauf kann ich in vielen Bereichen selbst bestimmen. Dennoch geben mir ein fixer Rahmen und eine gewisse Struktur Halt und Sicherheit. Ein verlässliches Angebot an Gemeinschaftsaktivitäten gehört ebenso dazu wie feste, aber dennoch flexible Zeitfenster, in denen ich essen kann oder bei der Körperpflege unterstützt werde. Besonders gerne besuche ich die Erzählrunden, in denen wir unsere Jugendabenteuer schildern können. Manchmal besuchen uns reiselustige Menschen, die uns in Bild und Ton an ihren Erlebnissen teilhaben lassen. Es ist eine Gemeinschaft, die Individualität schenkt und ein Miteinander zulässt. Das Zimmer, das ich bewohne, ist geräumig und hell. Viele Pflanzen begrünen mein Reich. Meine Bücher, die meine Lebensbegleiter sind, beschützen mich aus den Regalen heraus. Gerne blättere ich in ihnen. Die Gestaltung meines letzten Zuhauses konnte ich mithilfe meiner Kinder selbst übernehmen. Mein Tisch, an dem ich jahrelang geschrieben habe, steht jetzt beim Fenster. Möbel mitzunehmen, war mir nicht so wichtig. Nur dieser Tisch, an dem so viel geplant und geschaffen wurde, soll bei mir bleiben. Viele Erinnerungen sind mit ihm verbunden. An diesem Tisch saß ich mit meinen Kindern, hier wurde gegessen, erzählt, gespielt, gestritten und gelacht. An ihm habe ich meine Skripten und meine E-Mails geschrieben. Und natürlich hat mein Laptop auch auf diesem Tisch seinen Platz, umgeben von einem Kalender, in den Notizen und Termine eingetragen sind, die jetzt mein Leben füllen. Hier steht auch meine Klangschale, mit der ich jahrelang meine Unterrichtsstunden begonnen und auch beendet habe. Wie sehr liebte ich dieses Ritual. Täglich schreibe ich an einer Art Biografie, die vielleicht nie fertig werden wird. Wichtig ist mir meine Musik: Leonard Cohen, mein treuester Lebensbegleiter seit meinem siebzehnten Lebensjahr. Auch Bob Dylan und Eric Clapton füllen mit ihren musikalischen Emotionen mein Zimmer und mein Herz, wie sie es bereits in meiner Jugend getan haben.

Petra heißt meine persönliche Weggefährtin, die mir hilft, meine Freuden zu leben. Mit Leidenschaft habe ich in jungen Jahren Tonfiguren erschaffen, Bilder gemalt und Schmuckstücke aus Glas kreiert. Meine Werke verkaufte ich auf Märkten. Reich wurde ich damit nicht, aber meine Hände schufen meine Träume. In diesem Tun konnte ich mich stundenlang versenken, meinen Gedanken nachhängen und in mich hineinlauschen. Hier in Ad-Cor gibt es die Möglichkeit, diesem Tun wieder mit Begeisterung nachzugehen. In einem Werkraum steht mir eine große Vielfalt an Materialien zur Verfügung. Die Werkstatt ist immer nachmittags geöffnet, besonders gern gehe ich am Dienstag hin, denn dann ist auch Katja da, eine junge Kunsttherapeutin, die uns einmal wöchentlich bei unserem Werken unterstützt und immer neue Ideen und Materialien mitbringt. Ich vergrabe meine Finger gerne in weichem Ton und forme kleine Skulpturen.

> *In Ad-Cor wird ein respekt- und würdevoller Umgang mit alten Menschen gelebt.*

Eine weitere, schon fast vergessene Leidenschaft ist das Kabarett. Ich erinnerte mich an sie, als ich mit Freude feststellte, dass es hier eine Theatergruppe gibt, die sich regelmäßig trifft. Ich darf hier also sogar wieder auf der Bühne stehen. Früher spielte ich gern kleine Stücke, die mit meinem Beruf in der Pflege zu tun hatten. Bissig und nachdenklich waren sie. Damals verkleidete ich mich, das brauche ich jetzt nicht mehr. Meine weißen Haare, mein Gehstock und mein langsamer Gang erlauben mir jetzt, diese Rollen ganz authentisch zu spielen. Manchmal vergesse ich den Text, aber das macht nichts. Bin ich doch unter Freunden, die auch vergesslich sind. Miteinander zu lachen ist ein verlässliches Band zwischen uns. Ich fühle mich sehr wohl hier. Meine Lebensinhalte sind nicht vergessen, sondern dürfen hier mit mir weiterleben.

Es gibt hier ein Schwimmbecken, das überdacht ist, sodass man es auch im Winter benutzen kann. Das Wasser war schon immer meine große Leidenschaft. Als Kind hat mich mein Vater immer liebevoll Wasserratte genannt. In diesem vertrauten Element fühle ich mich leicht, jung und unbeschwert. Petra begleitet mich einmal pro Woche, schwimmt an meiner Seite und passt auf mich auf.

Ad-Cor ist ein Ort, an dem ich mich wohl und sicher fühle. Ein Platz, der es mir ermöglicht, in meinem Tempo alt zu werden und mich in meinem Rhythmus mit den Veränderungen des Alters anzufreunden – behutsam geführt und begleitet.

Meine Schlafstelle muss geräumig sein, denn ich liebe es, auch im Bett von Büchern und Zeitschriften umgeben zu sein. Die treue Pendeluhr meiner geliebten Eltern steht gegenüber meinem Bett auf einer Kommode. Mein erster Blick am Morgen fällt auf dieses Erbstück, dann sind meine Gedanken bei meiner Mutter und bei meinem Vater. Daneben steht das Foto meiner drei Kinder: Michael, Alina und Daniel. Darüber wacht ein Bild von Venedig, genauer gesagt vom Friedhof von St. Michele. Ein besonderer Ort für mich, das spüre ich. Warum, weiß ich nicht mehr. Ich darf – und das ist für mich ganz wichtig – meiner „Ordnung" Raum geben. Zeitschriften und meine Bücher liegen in diesem Zimmer verstreut und bunt vermischt. Das Wichtigste hier in Ad-Cor ist mein Hund. Maxi, meinen ersten geliebten Hund, der mich auf meinen stundenlangen Wanderungen jahrelang treu begleitet hat, gibt es nicht mehr. Aber er hat seinen Platz in einer Urne auf dem Fensterbrett, mit Blick ins Grüne. Moritz heißt jetzt mein Beagle Boy, der sich an meine Beine schmiegt. Auch schon ein älterer Herr, der dreimal am Tag von seinem Paten abgeholt wird, damit er eine längere Runde gehen kann. Ad-Cor hat eine Patenschule in dem Ort, wo ich jetzt lebe. Diese jungen Menschen besuchen und helfen uns, wenn wir Tiere zu versorgen haben oder Unterstützung bei der modernen Technik benötigen.

Wie habe ich in meinen Vorträgen oft gesagt, wenn ich auf die Zukunft angesprochen wurde? „Die Weisheit des alten Menschen, vermischt mit dem ‚Leicht-Sinn' des jungen Menschen, kann unsere Zukunft sein." Und recht hatte ich. Wie schön ist es zu erleben, dass Alt und Jung miteinander leben können. In Ad-Cor gibt es keinen Platz für die alten Klischees und Vorurteile des Generationenkonfliktes. Wir alle sind bemüht und es gelingt uns oft, unsere Synergien zu bündeln und voneinander zu profitieren und zu lernen. Als ich in mein neues Heim einzog, half mir Gustav, ein Schüler der benachbarten Schule, das Internet in meinem Zimmer zu installieren. Da er schon immer gerne einen Hund haben wollte, kümmert er sich auch gerne um Moritz. Und ich erzähle ihm von verschiedenen Religionen und helfe ihm, ein Referat zu diesem Thema vorzubereiten. Langsam wachsen wir richtig zusammen.

Eine treue Begleiterin, die mich in meinem Tun unterstützt und in meinem Nicht-Tun sein lässt, ist Kadhoo aus Somalia. Ich fühle mich wohl bei ihr. Sie erinnert mich an eine Schülerin von früher, die ich immer Prinzessin nannte. Ihr Lächeln unterstreicht ihr sanftes Wesen. Ohne Hektik und ohne Stress hilft sie mir bei meiner täglichen Körperpflege und ich bitte sie dann immer, mir ein Lied aus ihrer zweiten Heimat vorzusingen. Dann schließe ich meine Augen und tauche in dieses Meer der Gefühle ein. Sie ist meine treue Freundin und meine Reisebegleiterin in diesem Land geworden, das mir so neu ist. Ihre liebevollen Berührungen sind wie Meditation für mich. Ad-Cor ist auch ein Zentrum verschiedener Kulturen. Oft höre ich Lieder in mir fremden Sprachen. Das finde ich anregend und spannend, bin ich doch früher so gerne gereist. Immer wieder erfüllt auch gemeinsames Lachen unsere Gemeinschaft hier. Das hilft mir sehr dabei, mit meiner Trauer und meiner Sehnsucht nach meinen Kindern zurechtzukommen.

Meinen Tagesablauf kann ich zum Großteil immer noch selbst festlegen, auch meine Nachtruhen sind mir überlassen. Wann es mich ins Bett zieht, entscheide ich selbst. Ich bin froh, dass es keine allzu fixen Ruhezeiten gibt, denn meinen Lebensrhythmus habe ich stets selbst bestimmt. Hier in Ad-Cor habe ich das gute Gefühl, immer noch meine Selbstständigkeit leben zu können, und trotzdem ist jemand da für mich, wenn ich Hilfe brauche. Die angebotenen Strukturen ermöglichen mir einen beschützenden Rahmen und geben mir Orientierung, dennoch fühle ich mich frei, da sehr behutsam auch auf meinen persönlichen Rhythmus eingegangen wird. Ich darf in meinem Tempo durch den Tag gleiten und genieße es, dass hier gut für mich gesorgt wird. Ich schreibe gerne, lese und höre Musik. Zu den Essenszeiten werde ich in ein kleines Esszimmer gebracht, wo ich mit einigen anderen Menschen an einer großen Tafel esse. Wenn ich Unterhaltung will, ist jemand da. Suche ich das Gespräch lieber mit mir selbst, ist auch dafür Zeit und Raum. Das Essen wird frisch und mit Liebe gekocht und orientiert sich an den Lieblingsspeisen von uns Bewohnerinnen und Bewohnern. Liebevoll angerichtet wärmt es nicht nur meinen Magen, sondern immer wieder auch mein Herz.

Ich darf in meinem Tempo durch den Tag gleiten und genieße, dass gut für mich gesorgt wird.

Ad-Cor ist mein letztes Zuhause. Meine Kinder können hin und wieder auch bei mir über Nacht bleiben. Meine Alina legt sich dann manchmal sogar zu mir ins Bett und erzählt mir von ihrem Leben. Sie wiegt mich dann mit ihren Geschichten in den Schlaf, so wie ich es früher bei ihr getan habe. Auf diese Besuche freue ich mich immer sehr. Ich merke es mir zwar oft nicht mehr, wann genau die Kinder kommen, aber ich freue mich immer, wenn sie da sind. Gemeinsam lachen und weinen wir dann.

Zu meinem letzten Geburtstag – oder ist es schon länger her, ich weiß es nicht mehr – habe ich ein ganz besonderes Geschenk von meinen drei Kindern bekommen.

Sie haben meinen Geburtsort gefilmt und das Haus, in dem ich ab meiner Volksschulzeit gelebt habe. Diese Hausmauer, an der ich stundenlang „10-er", mein Lieblingsballspiel, gespielt habe. Leidenschaftlich bin ich damals gegen mich selbst angetreten und habe dabei immer gewonnen. Auf diesem biografischen Film ist auch meine Volksschule zu sehen, die in einem Schloss untergebracht war, und viele Häuser. Sie sehen jetzt zwar anders aus als damals, aber ich erkenne, dass sie an jener Stelle stehen, wo früher meine Freundinnen Veronika und Monika gewohnt haben. Die Namen meiner Schulfreundinnen und Schulfreunde fallen mir alle leicht ein, auch die meiner Lehrerinnen und Lehrer. Diesen besonderen Heimatfilm schaue ich mir gerne am Abend an, vor dem Schlafengehen. Oft träume ich dann von dieser Zeit, meinem roten Puppenwagen, den schwarzen Lackschuhen und dem orangefarbenen Sommerkleid mit den Sonnenblumen, das ich so gerne getragen habe.

„The last dance with me"

Meine demenziellen Veränderungen schreiten voran. Ich brauche mehr Begleitung und Unterstützung. Ich kann nicht mehr allein leben und so ziehe ich einfach weiter, mit Moritz an meiner Seite, in jenen Teil von Ad-Cor, der für Menschen mit höherem Pflegebedarf vorgesehen ist. Auch hier stehen die Häuser im Kreis angeordnet und auch in deren Mitte ist ein Park, in dem ich gerne spazieren gehe. Immer wieder fällt mir das Gedicht von Rainer Maria Rilke ein. „Ich lebe mein Leben in wachsenden Ringen, die sich über die Dinge ziehn. Ich werde den letzten vielleicht nicht vollbringen, aber versuchen will ich ihn."

Gustav kümmert sich nun vermehrt um Moritz. Mit ihm Gassi zu gehen, fällt mir schon recht schwer. Und auch um mich kümmern sich Menschen, die mich so sein lassen, wie ich bin. Ein ganz lieber Begleiter ist Ismael. Mit seinen lockigen Haaren und seinen freundlich lachenden Augen ähnelt er meinem Sohn Daniel und das tut mir gut. Immer fröhlich und singend tanzt er mit mir oft durch den Tag. Die Musik verbindet uns, oft hören wir gemeinsam Leonard Cohen. Sein sonniges Gemüt wärmt meine Seele, wenn er in meiner Nähe ist.

Meine Veränderung schreitet weiter voran und ich spüre, dass ich immer mehr zu schmelzen beginne. Ich fühle mich oft allein und bin besorgt. Nun beginne ich, meine Kinder zu suchen und irgendwann verzweifelt und weinend nach meiner Mutti zu rufen. In meinem nächtlichen Suchen werde ich von liebevollen Menschen begleitet, die mich nicht bekehren, beschwichtigen oder ablenken wollen, sondern die meine brennende Sehnsucht nach meiner Mutter spüren und meinen Tränen ihre Gültigkeit geben, ihnen Raum geben. Immer wieder fühle ich eine Hand in meiner Hand. Die sanften Berührungen und Umarmungen der Pflegekräfte helfen mir, mich zu beruhigen. Ich bin sehr dankbar, dass ich jetzt nicht allein bin.

Ich werde von liebevollen Menschen begleitet, die mich nicht beschwichtigen wollen.

Leonard Cohen dringt noch immer in mein Herz, jetzt trage ich Kopfhörer und seine Musik gibt mir all meine Erinnerungen an früher zurück. An meine erste Liebe, an all die Tränen damals. Und auch mein Moritz ist bei mir oder ist es doch Max? Ich weiß es nicht mehr. Personen umarmen mich und nennen mich Mama. Die Nähe tut mir gut, doch ich weiß nicht mehr, wer sie sind. Wie durch einen Nebel erlebe ich so manches. Sie rufen mich mit einem Namen, der nicht mir gehört. Hildi haben mich geliebte Menschen einst gerufen. Das ist nun der Schlüssel in meine Seelenkammer.

Ich verbringe viel Zeit in meinem Bett, das, wenn das Wetter es erlaubt, von einer neuen, freundlichen Pflegerin hinaus ins Freie gestellt wird. Der laue Wind, das Rascheln der Blätter und zauberhafte Vogelkonzerte dringen in mein Herz. Regentropfen würde ich noch gerne auf meiner Haut spüren. Wie gerne bin ich im Sommerregen mit Max spazieren gegangen.

Ich fühle mich hier beschützt, ein Hund liegt in meinem Bett, er ist wohlig warm und weich. Ich spüre sein Fell und gehe in Gedanken jetzt stundenlang mit meinem Max durch die Wälder, mit Leonard Cohen in meinem Herzen.

EIN NEUER WIND IN DER GESELLSCHAFT, UM DEM STURM ZU TROTZEN

Haltung und nochmals Haltung – sie kann in eine erstrebenswerte Zukunft für unsere Gesellschaft führen. Wir können eine akzeptierende und wertschätzende Grundhaltung gegenüber dem Menschen entwickeln, der sich selbst immer mehr verliert. Wir sind es, die sich der Welt des alten Menschen, der den vertrauten Boden verlässt, anpassen können. Wir sind es, die seine Welt betreten können. Wenn wir jedoch von ihm verlangen und fordern, dass er der bleiben soll, der er einmal war, sind Schmerz und Leid unausweichlich. Denn dieser Forderung kann er nicht nachkommen, selbst wenn er wollte.

Demenz als Diagnose, aber nicht als Beschreibung eines Menschen, sollte aus unserem Wortschatz von dem Wort „Veränderung" abgelöst werden. Veränderungen sind immer (auch) Chancen auf etwas Neues und anderes.

Polizei und Bankangestellte, Apothekerinnen und technische Fachkräfte für Hörsysteme werden heute bereits im Umgang mit Menschen geschult, die in einer demenziellen Veränderung sind. Es ist wünschenswert, dass solche Fort- und Weiterbildungen in der Zukunft in sämtlichen Gesellschaftsbereichen zum Standard werden. Wenn wir uns als Gemeinschaft immer mehr sensibilisieren, stricken wir ein engmaschiges soziales Netz, das den alten Menschen, der sich selbst immer mehr verliert, gut auffängt. Früher gab es „Gemeindeschwestern", die sich um die Betreuung und Begleitung Hilfsbedürftiger kümmerten. Eine zeitgemäße Version davon wäre für Betroffene heute wünschenswert. Zentren und Beratungsstellen, in denen Hilfesuchende, seien es Betroffene oder sorgende Angehörige, ein offenes Ohr und kompetente Informationen finden, sind vonnöten. Die ersten Schritte sind bereits getan, jetzt heißt es aber, dieses Netz noch enger zu knüpfen, denn in den kommenden dreißig Jahren wird das Phänomen der altersbedingten Veränderungen unsere Gesellschaft noch viel stärker fordern. Einrichtungen wie ein „Alzheimer-Telefon“ ermöglichen eine niederschwellige Beratung. Ein multiprofessionelles Team hört Ratsuchenden zu und gibt ihnen das Gefühl, nicht allein zu sein. Solche Projekte sind derzeit allerdings noch kein flächendeckendes Angebot.

Wünschenswert wäre es zudem, wenn sich eine bunte Palette an kreativen und adäquaten Wohnformen entwickeln würde. Wir alle haben unterschiedliche Lebensstile, jeder ist einzigartig und diese Individualität sollte sich in verschiedensten Wohnmöglichkeiten im Alter widerspiegeln. So wie das Altenheim vielen ein Zuhause an ihrem Lebensabend sein kann, so können dorfähnliche Gemeinschaften in der Zukunft für andere eine Alternative darstellen. Als nachahmenswertes Beispiel dient mir ein sogenanntes Demenzdorf im niederländischen Dorf De Hogeweyk, das sich zwanzig Kilometer von Amsterdam entfernt befindet. Diese Einrichtung war ursprünglich ein „normales“ Pflegeheim und wurde durch das Engagement der Mitarbeiterinnen und Mitarbeiter, die mit dem damaligen Pflegealltag nicht zufrieden waren, in eine andere Wohnform umgestaltet. In De Hogeweyk sind die Häuser in der Mitte des Dorfes angesiedelt und biografisch gestaltet. Ganz unterschiedliche Häuser mit verschiedenen Charakteren stehen dort bereit, um Menschen unterschiedlicher Herkunft und Sozialisation eine möglichst vertraute Umgebung zu geben. Manche Häuser bieten ein bäuerliches Flair mit großer Küche an und andere haben Wohnbereiche, die mit einem großen Wohnzimmer, Schreibtisch und Bücherregalen ausgestattet sind und eine akademische Umgebung vermitteln. Je nach Biografie und Bedarf können sie dem alten, desorientierten Menschen helfen, sich heimisch zu fühlen. Der Kritik, die diese Wohnform als Getto bezeichnet, halte ich entgegen, dass meiner Erfahrung nach Menschen keine äußeren Mauern sehen, sondern vielmehr innere fühlen.

Auch Bewegung ist wichtig im Alter. Zu gehen und etwas zu tun lindern Stress. Wohnformen, die Bewegung fördern, sind daher sehr hilfreich. Viele Wohnhäuser sind für die Grundbedürfnisse des desorientierten Menschen aus dieser Perspektive nicht gut geeignet. Aufgrund kognitiver Veränderungen und emotionaler Sehnsüchte nimmt das Wandern bei den alten Menschen zu. Wenn sie in einem weitläufigen Areal gehen können, wird Stress abgebaut und die Betroffenen brauchen dann oft weniger Medikamente, um schlafen zu können. Die Bewegung hält auch die Verdauung in Schwung und die frische Luft wirkt stimmungsaufhellend.

Es gibt in Deutschland bereits einige solcher Demenzdörfer, weitere sind geplant. In Italien ist die Idee, eine Alternative zu den Seniorenheimen zu schaffen, schon vor sechzehn Jahren entstanden. Das italienische Dorf Tiedoli hat sich den Veränderungen, die das Alter mit sich bringt, gestellt. So wurden verlassene Ställe zu altersgerechten Wohnungen umgebaut. War am Anfang die Skepsis groß, verschwand sie, als der über 80-jährige Dorflehrer mit seinem kranken Bruder in eines dieser Apartments einzog. Auch die jungen Dorfbewohnerinnen und Dorfbewohner blieben, da sie gebraucht wurden und hier wieder erwerbstätig sein konnten.

Eine mitfühlende Haltung in der Altenpflege wirkt sich positiv auf die Gabe von Medikamenten aus.

Wie positiv eine mitfühlende und umsorgende Haltung in der Altenpflege sich auch auf die Gabe von Medikamenten auswirken kann, beweist das dänische Pflegeheim Dagmarsminde. In dessen speziellem Betreuungskonzept stehen Hingabe und Mitgefühl sowie das liebevolle Umsorgen der Bewohnerinnen und Bewohner im Zentrum. Humor, Musik, das Feiern von Festen und die Teilhabe an der Gemeinschaft bestimmen den Alltag. In Dagmarsminde konnte die Medikamenteneinnahme der Bewohnerinnen und Bewohner auf durchschnittlich eine Tablette pro Tag reduziert werden. Zuvor waren es rund zehn pro Tag. Der berührende Dokumentarfilm „Mitgefühl – Pflege neu denken“ von Louise Detlefsen hat diesem nicht unumstrittenen Konzept ein würdiges Denkmal gesetzt.

Der Trend geht heutzutage vermehrt in Richtung Wohngemeinschaften, sei es in der Stadt oder auf dem Land. Dort gibt es Bauernhöfe, die sich an den Wünschen und Bedürfnissen der älteren Generation orientieren. Bauernhöfe als Pflegeheime mit ungefähr fünfzehn pflegebedürftigen alten Menschen sind bereits vereinzelt Realität. Auch Tageszentren, zu deren Konzept manchmal sogar Alpakas oder andere Tiere gehören, werden von Tagesgästen, also Menschen, die tagsüber betreut werden, sehr gut angenommen. Betreuende Angehörige müssen dann nicht mehr rund um die Uhr für ihre Lieben im Einsatz sein. Das entlastet sie und schafft berufliche oder private Freiräume.

LEBENSLANGES LERNEN – VONEINANDER UND MITEINANDER

Viele Teilnehmer meiner Seminare zeigen Begeisterung für die Validation. Die Euphorie begleitet jedoch oft ein Aber. Keine Zeit, kein Personal. Ein brisantes Thema, keine Frage, das wohl auch ein ganzes Buch füllen könnte. Wie viel Zeit und Personal für hilfsbedürftige und alte Menschen in einer Gesellschaft zur Verfügung stehen, ist – auch – ein Ausdruck der Solidarität und menschlichen Reife der Gesellschaft. Es gilt also, an diesen Schräubchen zu drehen.

Ich wünsche mir, dass das Augenmerk in der Altenpflege auf den drei Bedürfnissen des Menschen liegt: Liebe, Schutz und Sinn. Wie kann ich dem alten Menschen diese elementaren und existenziellen Wünsche erfüllen? Das seelische Gleichgewicht ist das Lebenspendel des Menschen, egal, über welche kognitiven Fähigkeiten er verfügt, und egal, wie alt er ist. Jeder Pflegeprozess, jede Pflegeplanung sollte dieses menschliche Gesetz berücksichtigen. Pflegeeinrichtungen sollten es in ihren Leitlinien gleichsam über der Eingangstür befestigen. Dabei ist es wichtig, dass auch die Menschen gesund bleiben, die sich beruflich tagaus, tagein um das Wohl alter und demenziell veränderter Menschen kümmern. Dazu gehören ein Angebot an qualitativ hochwertiger Aus- und Weiterbildung, eine regelmäßige professionelle Supervision sowie eine Kultur der Selbstreflexion und Selbstfürsorge. Wenn diese Angebote selbstverständliche Bestandteile des Berufsalltags der Pflegekräfte und des medizinischen Personals werden, stehen die Chancen gut, dass es auch den Betroffenen gut geht. Zeitressourcen zu schaffen und die Personalknappheit aufzulösen befinden sich auf meiner Prioritätenliste an oberster Stelle.

Wir müssen den Menschen, der in seiner Veränderung Halt braucht, akzeptieren und begleiten.

Für diesen gesellschaftlichen Wandel braucht es die grundlegende Bereitschaft zur Veränderung, außerdem unsere Einsicht und unseren Willen, den Umgang mit alten Menschen menschlich zu gestalten. Die Ausbildung in den Pflegeberufen beinhaltet bereits Schulungen in Validation. Als Haltung und als Kommunikationsmethode baut die Validation eine Brücke zwischen einem Ich und einem Du. Damit das Miteinander gelingt, müssen wir wegkommen von dem Anspruch, heilen zu können. Stattdessen müssen wir den Menschen, der in seiner Veränderung Halt braucht, akzeptieren und begleiten.

Wenn sich die Lebensgeschichte des betagten Menschen in seiner Betreuung im letzten Zuhause widerspiegelt, wenn ein ernsthaftes Interesse daran besteht, wie dieser Mensch sein Leben gelebt hat, und wenn all das in den neuen Alltag integriert wird, vermittelt dies Sicherheit und Geborgenheit. Welche Schlafrituale hatte der alte Mensch? Welche Gewohnheit bestimmte seinen Tagesbeginn? Es gibt Häuser, die auf solche und ähnliche Fragen eingehen und Rücksicht nehmen. Voraussetzung dafür ist und bleibt stets Herzenswärme und ein ehrliches Interesse am alten Menschen.

Patenschaft und generationenübergreifende Kooperationen

In einigen Einrichtungen gibt es generationenübergreifende Projekte, die den Kontakt von Kindern mit alten Menschen fördern. Es wäre wünschenswert, dass diese Treffen regelmäßig stattfinden und sich nicht auf Weihnachtsbesuche beschränken. Diese Begegnungen können heilsam und berührend sein: Kinder und alte Menschen verstehen einander oft, ohne sich über Worte zu verständigen.

Auch Patenschaften können Jung und Alt verbinden. Jugendliche, so habe ich es in einem Heim erlebt, besuchen regelmäßig „ihre" alten Patenonkel oder Patentanten und verbringen den Nachmittag mit Schachspielen oder Kartenspielen oder schauen sich gemeinsam Fotoalben an. Manche Kindergärten und Schulen pflegen mit Seniorenheimen einen fruchtbaren Austausch. Die alten Menschen erzählen den Kindern von früher und eröffnen damit einen persönlichen Zugang zu ihrer Geschichte und zu ihrer Lebensweisheit. Die Kinder wiederum wecken in den alten Menschen Emotionen und Erinnerungen an eine Zeit, in der sie selbst Kinder oder für ihre Kinder da waren. Nicht jedes Kind hat Großeltern in seiner Nähe und so kann eine regelmäßige Begegnung zwischen alten Menschen und Kindern einen Gewinn und eine Bereicherung für beide Generationen darstellen.

Therapeutische Wirksamkeit von Tieren

Ein weiterer Wunsch an Seniorenheime ist, Haustiere zuzulassen. Tiere waren vor dem Umzug in das Seniorenheim oft die einzigen Lebewesen im Alltag alter Menschen. Wie oft haben Bewohnerinnen oder Bewohner mir herzzerreißende Geschichten erzählt, wie sie von ihrem Hund oder ihrer Katze Abschied nehmen mussten. Ich kenne die Argumente gegen Haustiere im Seniorenheim. Und ich verstehe diese Einwände auch. Haustiere bedeuten natürlich mehr Arbeit. Aber hierfür gibt es Lösungen, die in manchen Heimen bereits umgesetzt werden. So übernehmen beispielsweise Ehrenamtliche die Arbeiten rund ums Tier oder die Angehörigen bezahlen für den Mehraufwand. Tiere sind ein verlässliches und natürliches Medikament gegen Einsamkeit und bringen die Betroffenen oft wieder zum Reden und auch zum Lachen.

Die Buntheit der Kulturen als Ressource

Eine enorme Ressource für den Umgang mit alten Menschen ist die Vielfalt der Kulturen, die in der Zwischenzeit unser gemeinsames Europa prägt. Viele Migrantinnen und Migranten bringen aufgrund ihrer Kultur eine tiefe Wertschätzung für alte Menschen mit. Anfängliche Schwierigkeiten bei der sprachlichen Verständigung können durch Schulungen überwunden werden. Fortbildungen können die interkulturellen Kompetenzen des zukünftigen Pflegepersonals stärken und die Mehrsprachigkeit in den Teams fördern. Dass Lernunterlagen in der Muttersprache der Auszubildenden vorliegen, wäre dafür wünschenswert. Meine Vision ist eine Zukunft, die auch kulturell vom Miteinander geprägt ist.

Die skandinavischen Länder zeigen uns mit vielen Best-Practice-Beispielen, wie diese kulturelle Vielfalt den Alltag alter Menschen bereichert. Dies erfordert jedoch eine kompetente Begleitung und den Willen, dieses kulturelle Kapital zu schützen. Vorurteile und Halbwissen können das Miteinander jedoch vehement stören. Betroffene und Betreuende müssen bereit sein für den Dialog und sich bemühen, die Sprache und die Mentalität des anderen zu verstehen. Professionelle Schulungen, Supervision und die Begleitung durch Diversitätsexpertinnen und -experten können dabei ebenfalls unterstützen. Migration ist eine Chance für vieles, auch für die Versorgung der Alten von morgen.

Den wesentlichen Zusammenhang zwischen persönlicher Biografie und Musik erkannte ich, als ich die Dokumentation „Alive Inside – Musik gegen Alzheimer" sah. Dieser berührende Film zeigt beeindruckend, wie heilsam biografische Musik bei vielen Krankheitsbildern wirken kann. Sie kann eine biopolare Störung, Multiple Sklerose und auch eine Reihe von Demenzformen begleiten und lässt dabei mitunter kleine Wunder geschehen. Der Film zeigt eindrucksvoll, wie Menschen, die völlig in sich zurückgezogen waren und kaum mehr gesprochen hatten, plötzlich wieder eine Tür zur Außenwelt fanden und Kontakt aufnahmen. Menschen, deren Gedächtnis scheinbar keinerlei Erinnerung mehr hervorbringen konnte, begannen plötzlich, in den schillerndsten Farben von ihrer Jugend zu erzählen. Menschen, die von Apathie und Leere gezeichnet waren, wurden mit dem Hören ihrer biografischen Musik auf einmal wieder sichtbar lebendig und lebensfroh. Mit MP3-Player und Kopfhörern ausgestattet können wir Menschen, die verwirrt und verirrt sind, mit der prägenden Musik ihres Lebens die drei Grundbedürfnisse Liebe, Schutz und Sinn erfüllen. Durch ihre Musik erhalten sie ein Stück ihrer Identität zurück, die ihnen aufgrund ihrer Erkrankung immer mehr verloren geht. Vertraute Melodien emotional zu erkennen, stärkt das Selbstbewusstsein. Die vielen positiven Erfahrungen, die ich selbst mit dem Einsatz von Musik bei demenziell veränderten Menschen machen durfte, inspirieren mich ebenso wie der oben genannte Film zu einer weiteren Zukunftsvision: Jeder alte Mensch hat neben seiner Versicherungskarte auch seinen musikalischen Fingerprint beim Einzug ins Heim mit dabei. Die Angst und Bedrohung, die die fremde Umgebung häufig auslöst, können wir mildern, wenn wir den Menschen seine Musik hören lassen.

Das Gedächtnis für Musik bleibt bei der Alzheimer-Demenz noch lange intakt. Alte Menschen, die an einer Demenz leiden, erkennen oft ihre Angehörigen nicht mehr, aber sie können meist mehr Strophen alter Volkslieder singen als die kognitiv fitten Menschen. Das liegt daran, dass Musik in einer Hirnregion abgespeichert ist, die erst am Ende der Demenzerkrankung zerstört wird. Singen und Hören von biografischer Musik wirken daher oft wie ein Zaubermittel im Umgang mit demenziell veränderten Menschen, denn die vertrauten Melodien reduzieren wirksam Angst.

Wenn alte Menschen in der Pflege mit Angst und Rückzug reagieren, kann es daher sehr hilfreich sein, zuerst mit ihnen gemeinsam zu singen und erst dann die pflegerischen Handlungen durchzuführen. Das Argument, nicht singen zu können, entkräftige ich gerne mit meinem Verständnis, dass jeder Mensch singen kann, nur mit unterschiedlichen Tönen.

MIT UNSEREN AUFGABEN WACHSEN UND REIFEN

Der alte Mensch, der sich von dieser Welt verabschiedet, kann uns Schätze schenken und Weisheiten vermitteln. Wenn wir sie annehmen, können sie uns in unserem eigenen Entwicklungsprozess tiefgreifend bereichern. Wir können von seiner Lebenserfahrung lernen, seine Zerbrechlichkeit in der demenziellen Veränderung kann unsere Persönlichkeit reifen lassen. Indem wir seinem Schmerz und seinem Leid begegnen, haben wir die Möglichkeit, unsere Fähigkeit zum Mitgefühl, zu einer liebevollen und warmherzigen Haltung weiterzuentwickeln. Auch das kann ein besonders wertvolles Geschenk an uns sein.

Der deutsche Diplompädagoge Erich Schützendorf, der sich sein Leben lang mit dem Altsein und Altwerden beschäftigt hat, wirft sehr provokant, aber zielsicher folgende Frage in die Gesellschaft: „Warum schreckt uns bei Menschen mit Demenz, was uns bei Kindern rührt?“ Ein Säugling, der weint, erhält die Wärme und die Nähe der Mutter. Der alte verwirrte Mensch, der verzweifelt nach Schutz schreit, erhält meist beruhigende Medikamente. Die Bedürfnisse des Menschen bleiben das ganze Leben über gleich, doch die Art der Befriedigung ändert sich. Hier ist ein Perspektivenwechsel notwendig. Dennoch sollten wir den alten Menschen nicht mit einem Kind vergleichen, denn der hochbetagte Vater oder die greise Mutter werden nicht wieder zum Säugling. Der alte Mensch hat seine Wurzeln gepflanzt und seine Lebenserfahrungen gemacht. Sein Verhalten kann dem des Kleinkindes ähneln, die Bedürfnisse bleiben aber gleich: Wir alle sehnen uns nach Erfüllung und Befriedigung unserer drei seelischen Grundbedürfnisse Liebe, Schutz und Sinn.

In den letzten Jahren werden immer häufiger Angehörigenkurse nachgefragt. In der Begegnung mit den Teilnehmenden kommt häufig deren Hilflosigkeit zum Ausdruck. Über die verschiedenen Demenzformen, über die mögliche Entwicklung der Krankheit sowie über Strategien im Umgang damit Bescheid zu wissen, kann bei den betroffenen Familienmitgliedern Stress abbauen. Auch diese Menschen benötigen dringend unsere Unterstützung, denn sie vollbringen nicht selten einen grenzgängerischen Kraftakt. Es ist für Angehörige sehr herausfordernd, diesen ungebetenen Gast Demenz beherbergen zu müssen. Die Versorgung zu Hause kann die pflegenden Angehörigen in schwierige Gewissenskonflikte bringen, wenn sie das Gefühl haben, nicht genug für den oder die Pflegebedürftige zu tun oder getan zu haben. Ich möchte allen pflegenden Angehörigen daher an dieser Stelle raten: Ertrinken Sie nicht in einem Meer der Aufopferung, suchen und finden Sie eine Insel, an der Sie anlegen und auf der Sie rasten können. Glauben Sie bitte nicht, dass Sie alles allein schaffen müssen. Lassen Sie sich von anderen helfen, von Nachbarn, Freundinnen, Geschwistern, Einrichtungen, Beratungsstellen, Selbsthilfegruppen und von öffentlichen Stellen. Das tägliche Leben mit einem Angehörigen, der an einer Demenz erkrankt ist, bringt oft auch schwierige Emotionen hervor. Jeder Tag bedeutet Abschied nehmen von einem Menschen, der einem einst vertraut und nah war. Jeder Tag ist aber auch ein Willkommenheißen eines neuen Menschen, der uns (noch) fremd erscheint. Vielleicht können Sie manchmal kein Verständnis für das veränderte Verhalten aufbringen, vielleicht strapazieren die Geschichten, die Sie zum hundertsten Mal hören, Ihre Geduld. All das ist zutiefst menschlich. Der Dauerstress der alltäglichen Pflege kann die sorgenden Angehörigen rasch an ihre Grenzen bringen. Mit demenziell veränderten Menschen zusammenzuleben kann aber auch eine Chance sein, sich in Richtung Authentizität zu verändern. Der demenziell veränderte Mensch legt den gesellschaftlichen Mantel ab, der Kern seines Ichs wird dabei immer sichtbarer. Es besteht die Chance, dass wir uns offener und ehrlicher begegnen und auch selbst unsere Masken ablegen. Humor kann in diesen herausfordernden Begegnungen eine enorm hilfreiche Ressource sein. Miteinander zu lachen befreit von seelischem Druck und ermöglicht es uns, uns auf einer emotionalen Ebene zu verbinden.

Angst, Wut und Trauer können bei dieser Reise für Sie als Angehörige ebenfalls neue Lebensbegleiter werden, aber auch Freude, berührende und amüsante Momente und ein zärtliches Gefühl der Fürsorge können ins neue Miteinander einziehen. Wenn wir lernen, auch unsere eigenen Gefühle anzunehmen, kann dies für uns ein großes Geschenk bereithalten. Und wenn wir Fehler machen – und das werden wir bestimmt tun –, ist es uns gestattet, daraus zu lernen und mit den Fehlern zu wachsen. Wir alle sind im Umgang mit Menschen mit Demenz unweigerlich Lernende. Jeder Tag und jede Situation sind neu und anders, als sie gestern waren. Trotz meiner vielen Ausbildungen und der jahrelangen Erfahrung stoße auch ich immer noch an meine Grenzen. Immer noch lerne ich bei jeder Begegnung dazu und nehme dieses Lernen als wertvollen Teil meines persönlichen Entwicklungsprozesses an.

Die Arbeit mit und für demenziell veränderte Menschen weitet mein Herz, sie erinnert mich tagtäglich an die Verletzlichkeit unserer Seele und sie lehrt mich Demut und Dankbarkeit.

Ein größeres Geschenk ist kaum möglich.

Dank

Es erfüllt mich mit großer Dankbarkeit, dass ich von Koryphäen und Leuchttürmen wie Naomi Feil, Tom Kitwood, Sabine Bode und Udo Baer so viel lernen durfte und immer noch darf. Sie stehen stellvertretend für eine Vielzahl von engagierten Menschen, die in der Forschung, in der Aus- und Weiterbildung und in der täglichen praktischen Arbeit bei all den Herausforderungen, die die Begegnung mit demenziell veränderten Menschen mit sich bringt, ihr Herz dennoch nicht verschließen, sondern stets das Wohl dieser Menschen im Blick haben.

Mein aufrichtiger Dank gilt im Besonderen Naomi Feil, die mir diesen „anderen" Weg in der Begleitung alter Menschen gezeigt hat. Persönliche Begegnungen mit ihr, ihre Bücher und Filme haben in mir diesen Perspektivenwechsel ermöglicht.

Vor den alten weisen Lehrmeisterinnen und Lehrmeistern, die mir ihre Geschichten und Weisheiten anvertraut haben, verneige ich mich.

Ein großes Dankeschön möchte ich Ulrike Zika aussprechen, die mich einerseits ermuntert hat, dieses Buch zu schreiben, und die mich während des Schreibens begleitet hat. Ohne sie wären die Geschichten nicht aufs Papier gebracht worden.

Meine Kinder Michael, Alina und Daniel waren oft die Ersten, denen ich von meinen Begegnungen mit einem alten Menschen erzählte. Stolz bin ich auf euch! Denn eines verbindet uns besonders: die Sorge um jene Menschen, die Hilfe brauchen und deren Sprachrohr wir sind, wenn ihre Rufe nicht gehört werden.

Bücher

U. Baer, G. Schotte-Lange: Das Herz wird nicht dement. Beltz Verlag 2013.

U. Baer: Wo geht's denn hier nach Königsberg? Affenkönig Verlag 2010.

U. Baer: Innenwelten der Demenz. Affenkönig Verlag, 2. Auflage 2010.

U. Baer, G. Frick-Baer: Kriegserbe in der Seele. Beltz Verlag 2015.

C. Birkholz: Spiritual Care bei Demenz. Reinhardt Verlag 2017.

S. Bode: Frieden schließen mit Demenz. Klett-Cotta Verlag 2016.

S. Bode: Kriegsenkel. Die Erben der vergessenen Generation. Klett-Cotta Verlag 2019.

A. Bruhns, B. Lakotta, D. Pieper: Demenz. Was wir darüber wissen, wie wir damit leben. Spiegel Verlag 2013.

N. Feil: Validation. Ein Weg zum Verständnis verwirrter alter Menschen. Ernst Reinhardt Verlag, 11., überarbeitete und erweiterte Auflage 2010.

P. Fercher, G. Sramek: Brücken in die Welt der Demenz. Validation im Alltag. Reinhardt Verlag 2018.

R. Gronemeyer: Das 4. Lebensalter. Demenz ist keine Krankheit. Pattloch Verlag 2013.

G. Hüther: Etwas mehr Hirn, bitte! Vandenhoeck & Ruprecht Verlag 2015.

G. Hüther: Raus aus der Demenzfalle. arkana Verlag, 4. Auflage 2017.

T. Kitwood: Demenz. Hogrefe Verlag, 8., ergänzte Auflage 2018.

S. Kölsch: Good Vibrations. Die heilende Kraft der Musik. Ullstein Verlag, 2. Auflage 2020.

H. Lorenz: Kriegskinder. Das Schicksal einer Generation. List Ullstein Verlag, 7. Auflage 2015.

E. Schützendorf: Anderland entdecken, erleben, begreifen. Reinhardt Verlag 2019.

R. Taylor: Alzheimer und ich. Hans Huber Verlag, 3., ergänzte Auflage 2011.

M. Thomsen: Fallgeschichten Demenz. Springer Verlag 2019.

D. Voos: Schatten der Vergangenheit. pure Verlag 2020.

Ausfüllbücher

R. Mielke: Mama (Papa/Oma/Opa), erzähl aus deinem Leben. Naumann & Göbel Verlag 2019.

Filme / Dokumentationen

M. Rossato-Bennett, D. Cohen: Alive Inside – Musik gegen Demenz. 2016.

L. Detlefson: Mitgefühl – Pflege neu denken (Originaltitel: It Is Not Over Yet). 2021.

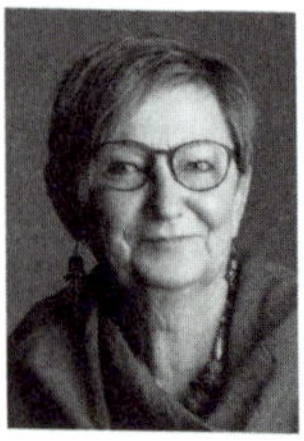

Hildegard Nachum ist studierte Politik- und Kommunikationswissenschaftlerin, Validationsmasterin, zertifizierte Validationslehrerin und seit vielen Jahren eine gefragte Referentin in der Ausbildung von geriatrischen Pflegekräften. Ihre fundierte fachliche Expertise ist gepaart mit unzähligen persönlichen und unmittelbaren Erfahrungen in der Pflege und Validation von alten Menschen und Menschen mit Demenz. **www.nachum.at**

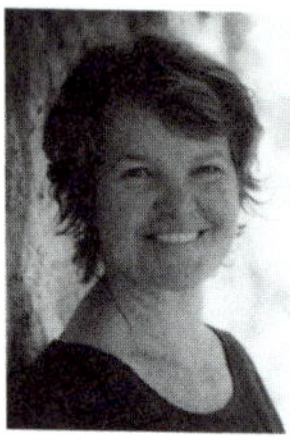

Ulrike Zika ist Autorin zahlreicher Gesundheitsratgeber und Kochbücher. Sie ist Trainerin für ganzheitliche und soziale Gesundheit und auf die Themen Achtsamkeit, Selbstfürsorge und Ernährung spezialisiert. **www.ulrikezika.com**

STYRIA
BUCHVERLAGE

in der Verlagsgruppe Styria GmbH & Co KG
Wien – Graz

ISBN 978-3-7088-0815-4

Bücher aus der Verlagsgruppe Styria gibt es in jeder Buchhandlung und im Online-Shop www.styriabooks.at

Covergestaltung, Layout und Satz: Jefferson & Högerle
Lektorat: Christine Schlitt
Projektleitung: Jasmin Parapatits
Fotos: Mario Sornig, außer oben: Fotostudio Eder; Robert Saringer
Herstellung: Maria Schuster
Druck und Bindung: Florjančič

Printed in the EU

7 6 5 4

Liebe Leserin, lieber Leser,

hat Ihnen dieses Buch gefallen? Dann freuen wir uns über Ihre Weiterempfehlung!

Erzählen Sie in Ihrem Freundeskreis davon, in Ihrer Buchhandlung oder bewerten Sie das Buch online.

Wollen Sie weitere Informationen zum Thema? Möchten Sie mit der Autorin in Kontakt treten?

Wir freuen uns auf Austausch und Anregung unter **leserstimme@styriabooks.at**

Inspiration, Geschenkideen und gute Geschichten finden Sie auf **www.styriabooks.at**